肌骨超声
介入治疗图解

Atlas of Interventional Musculoskeletal Ultrasound

编 著 曲文春〔美〕 王月香

科学出版社

北京

内 容 简 介

本书主要内容为超声引导常见肌肉骨骼病变的介入性操作，包括四肢关节及其周围肌腱、腱鞘、滑囊等病变的穿刺注药治疗，颈腰痛的神经阻滞和关节突关节注射治疗，腹壁和盆腔疼痛的神经阻滞治疗等。每种介入性操作技术均对适应证、解剖与病理、穿刺方法、注射方法等做了简要的阐述。

本书内容简明扼要，条理清晰，并配有大量清晰的超声图片和操作示意图，具有很强的实用性，适合超声科、康复科、疼痛科、风湿科、麻醉科、骨科医师阅读。

图书在版编目（CIP）数据

肌骨超声介入治疗图解 / 曲文春，王月香编著 .—北京：科学出版社，2018.9
 ISBN 978-7-03-058771-8

Ⅰ.①肌… Ⅱ.①曲… ②王… Ⅲ.①超声波诊断－肌肉骨骼系统－疾病－介入性治疗－图解 Ⅳ.① R685.05-64 ② R681.05-64

中国版本图书馆 CIP 数据核字（2018）第 207233 号

责任编辑：高玉婷　郭　威 / 责任校对：何艳萍
责任印制：赵　博 / 封面设计：龙　岩

版权所有，违者必究，未经本社许可，数字图书馆不得使用

科学出版社 出版
北京东黄城根北街 16 号
邮政编码：100717
http://www.sciencep.com
北京中科印刷有限公司印刷
科学出版社发行　各地新华书店经销

*

2018 年 9 月第 一 版　开本：880×1230　1/32
2025 年 4 月第五次印刷　印张：5
字数：159 000
定价：76.00 元
（如有印装质量问题，我社负责调换）

致谢

本书谨献于我的母亲和妻子。我所为寥寥,感恩你们的照料。

——〔美〕曲文春

编著者简介

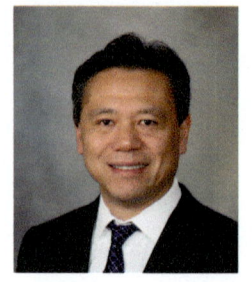

曲文春博士，美国梅奥医学中心物理和康复医学科、疼痛医学科和脊柱中心顾问医师，物理和康复医学科科研教学主任，梅奥医学中心中国发展委员会共同主席，美国再生医学会主席。持有美国物理和康复医学、疼痛医学和再生医学的执照。1990年毕业于第二军医大学，2003年于美国南加州大学获得职能科学哲学博士和生物统计学硕士学位，2007年于宾夕法尼亚大学物理和康复医学系完成博士后训练，后于梅奥医学中心麻醉系疼痛医学部完成住院医师训练及疼痛医学专科训练。已发表多篇专业期刊文章及摘要，并多次获学会奖项，其中有：美国脊柱介入学会最佳基础科学研究奖，美国疼痛医学会最佳摘要奖，美国局域麻醉与疼痛医学学会最佳会议奖。

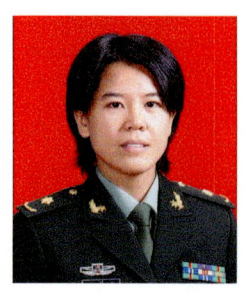

王月香，中国人民解放军总医院超声科副主任医师、副教授。2004年毕业于中国人民解放军总医院医学院影像医学与核医学专业，获博士学位。专业特长：肌骨超声，包括四肢关节及其周围肌肉、肌腱、韧带、周围神经等病变的超声诊断及相关介入治疗。完成解放军总医院苗圃基金一项、国家自然科学基金课题两项。以第一作者发表文章30余篇，其中SCI文章10余篇。主编2部超声专著：《四肢肌骨超声入门图解》（2013年6月出版）、《肌骨超声诊断》（2013年7月出版）。译著1部：《髋关节超声检查——婴儿发育性髋脱位的诊断与治疗》（2011年8月出版）。2011年获军队优秀科技人才二类岗位津贴。现任中国超声医学工程学会肌肉骨骼超声专业委员会常委、中国医师协会超声医师分会肌骨超声专业委员会副主任委员。

前 言

肌肉骨骼系统的治疗技术已经有多年的历史，但在过去20年中超声引导下肌肉骨骼系统介入治疗发展最为迅速。随着超声影像技术在肌肉骨骼系统显像的不断优化、肌肉骨骼系统康复医学和运动医学领域在注射入路的不断创新及肌腱和韧带等退行性疾病治疗方法的不断发展，超声引导下肌肉骨骼系统介入治疗已得到越来越多临床医师的关注。同时，随着高频超声分辨率的不断提高，超声影像分辨神经的能力得到增强，超声引导下的神经阻滞也将有望成为常规的门诊治疗手段。

近年来，随着生物科技制品的研制发展迅速，间质干细胞和富血小板血浆在关节、肌腱和韧带退行性病变治疗中的应用不断增加，临床医师对于精确注射的要求也在不断提高。因此，精确影像学引导下注射技术将成为临床治疗肌肉骨骼系统疾病的必要手段。新近研究结果表明，超声影像引导下经皮穿刺肌腱和腱膜松解清创术可以在微创条件下迅速完成，术后患者可在短期内迅速恢复。在传统的肌肉骨骼系统激素注射治疗中，超声引导下介入治疗也因穿刺准确性的提高而显著增加了疗效。

鉴于上述考虑，本书对常见肌骨病变的超声引导介入操作进行了简明扼要的介绍，目的是向超声医学、康复医学、运动医学和疼痛医学同行提供一个超声引导下肌肉骨骼系统介入治疗的操作参考。美国Mayo Clinic在肌肉骨骼系统超声医学的发展史上起到了重要作用，其康复及运动医学专家为推动肌肉骨骼系统超声医学的发展起到了先锋作用。我有幸在Mayo Clinic康复医学科与疼痛医学部执业，并与世界各国的肌骨超声专家共事与交流，略有体会。同时与解放军总医院超声科的王月香医师一起工作，研究、探讨如何为国内肌骨超声发展贡献微薄之力。故而有此拙作，希望能与国内同行和朋友分享，同时欢迎大家交流指正。做医生最愉快的地方莫过于能帮助患者，做学问最高兴的事便是有机会与同行探讨，互相学习。在此抛砖引玉，心有戚戚焉。

曲文春

2018年4月10日

于美国明尼苏达州罗切斯特市

目　录

第一章　超声引导肌肉骨骼病变介入操作总论／1

第一节　超声引导四肢软组织穿刺技术／2

一、超声显示穿刺针的原理与方法／2

二、常用超声引导穿刺技术／3

第二节　四肢肌骨病变注射常用药物／6

一、皮质类固醇激素／6

二、局部麻醉药／8

第三节　超声引导穿刺的注意事项／9

一、穿刺前／9

二、穿刺中／9

三、穿刺后／10

第二章　超声引导四肢关节病变注射治疗／11

第一节　超声引导肩部病变注射治疗／13

一、肩峰下-三角肌下滑囊注射治疗／13

二、肱二头肌长头肌腱腱鞘注射治疗／14

三、肩关节腔注射治疗／17

四、喙突下滑囊注射治疗／21

五、肩锁关节注射治疗／21

六、胸锁关节腔注射治疗／23

七、肩袖钙化灶穿刺治疗／24

第二节 超声引导肘部病变注射治疗 / 27
　　一、肘关节腔穿刺注射治疗 / 27
　　二、肘外侧伸肌总腱肌腱病注射治疗 / 29
　　三、肘内侧屈肌总腱肌腱病注射治疗 / 33
　　四、肱桡滑囊注射治疗 / 34
　　五、尺骨鹰嘴滑囊注射治疗 / 35
　　六、前臂骨间背神经注射治疗 / 39

第三节 超声引导手腕部注射治疗 / 42
　　一、桡腕关节腔注射治疗 / 42
　　二、桡骨茎突腱鞘炎（De Quervain 病）注射治疗 / 43
　　三、腕管综合征注射治疗 / 45
　　四、扳机指注射治疗 / 48
　　五、前臂交叉综合征注射治疗 / 50
　　六、掌指关节和指间关节注射治疗 / 51

第四节 超声引导髋部病变注射治疗 / 53
　　一、髋关节腔注射治疗 / 53
　　二、髂腰肌下滑囊注射治疗 / 55
　　三、股骨大转子周围滑囊注射治疗 / 56
　　四、坐骨结节滑囊注射治疗 / 59
　　五、腘绳肌腱腱周注射治疗 / 61

第五节 超声引导膝部病变注射治疗 / 64
　　一、膝关节腔注射治疗 / 64
　　二、髌下深囊注射治疗 / 66
　　三、髌前滑囊及髌下浅囊注射治疗 / 68

四、髂胫束摩擦综合征注射治疗／70

五、鹅足腱滑囊注射治疗／72

六、膝内侧副韧带滑囊注射治疗／73

七、Baker囊肿穿刺抽吸／74

八、上胫腓关节注射治疗／77

第六节　超声引导踝部病变注射治疗／78

一、踝关节腔注射治疗／78

二、腓骨肌腱腱鞘注射治疗／80

三、足底筋膜注射治疗／83

四、第1跖趾关节腔注射治疗／84

五、Morton神经瘤注射治疗／85

六、跟骨后滑囊注射治疗／86

七、跟腱后滑囊注射治疗／89

八、踇长屈肌腱腱鞘内注射治疗／90

九、跗骨窦注射治疗／92

十、后距下关节注射治疗／92

第三章　超声引导周围神经阻滞／97

一、髂腹下神经、髂腹股沟神经、生殖股神经阻滞治疗／98

二、经腹横筋膜平面阻滞治疗／103

三、阴部神经阻滞治疗／104

四、股外侧皮神经阻滞治疗／108

五、闭孔神经阻滞治疗／111

六、肩胛上神经阻滞治疗／113

七、肋间神经阻滞治疗／115

第四章　超声引导颈腰背部慢性疼痛介入治疗／119

一、星状神经节阻滞治疗／120

二、颈椎关节突关节注射治疗／121

三、颈神经后内侧支阻滞治疗／122

四、枕大神经阻滞治疗／129

五、颈神经根注射治疗／132

六、腰神经后内侧支阻滞治疗／134

七、梨状肌注射治疗／141

八、骶管硬膜外阻滞治疗／145

九、骶髂关节注射治疗／148

第一章 超声引导肌肉骨骼病变介入操作总论

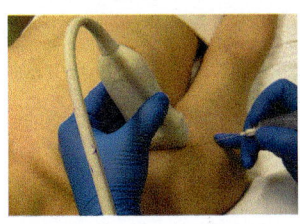

目 录

第一节 超声引导四肢软组织穿刺技术 / 2
　一、超声显示穿刺针的原理与方法 / 2
　二、常用超声引导穿刺技术 / 3

第二节 四肢肌骨病变注射常用药物 / 6
　一、皮质类固醇激素 / 6
　二、局部麻醉药 / 8

第三节 超声引导穿刺的注意事项 / 9
　一、穿刺前 / 9
　二、穿刺中 / 9
　三、穿刺后 / 10

第一节　超声引导四肢软组织穿刺技术

软组织穿刺技术是治疗四肢关节、肌腱、滑囊、神经等病变的常用临床技术，常用药物为皮质类固醇激素和局部麻醉药相配伍。谨慎和恰当的局部注射治疗已成为很多疾病全身治疗的有效辅助治疗，可减少全身用药的剂量。准确地将药物注射到关节腔内或病变的滑囊内、腱鞘内，不仅可提高治疗的疗效，还可显著减少局部用药的剂量，从而可降低药物不良反应的发生。

以往临床上很多注射治疗是在没有影像学引导的情况下进行的。对于一些较大的浅表结构，采用盲法注射时，根据体表标志也可以取得相当高的成功率，比如在膝关节和肩峰下滑囊的注射。然而对较深部位和较小结构及外周神经周围，仅依靠体表解剖结构进行穿刺常难以取得较高的成功率，常需要借助于影像学的引导来进行。目前影像学引导的肌骨病变注射技术主要包括：①C型臂X线引导的注射；②CT引导的注射；③超声引导的注射。

高频超声由于具有较高的软组织分辨率，可清晰显示四肢软组织的肌腱、韧带、关节、神经、滑囊等结构，并具有实时显像功能，因而可成为四肢关节、肌腱、韧带及周围神经穿刺治疗的影像引导工具。与X线和CT相比，超声影像的引导具有操作简便、无电离辐射的优点。

一、超声显示穿刺针的原理与方法

超声引导下四肢关节和软组织穿刺技术成功的关键是清晰显示针尖的位置，而在针尖位置不清楚的情况下继续进针是盲目和危险的。因此，了解超声显示穿刺针针杆和针尖的原理，将有助于在实际操作中将针尖的位置显示得更清楚，以真正发挥超声引导的优势，实现关节和软组织病变的准确穿刺和治疗。超声显示穿刺针的原理与方法主要包括以下几点。

1. 穿刺针显示的清晰度与穿刺针和其周围软组织之间的声阻抗差大小有关。声阻抗差越大，穿刺针显示得越清晰。

2. 穿刺针的粗细影响针的可视度。穿刺针越粗，针及针尖越容易显示。因为穿刺针越粗，其表面积越大，反射至探头的声波越多，因此，超声上显示回声越强。但越粗的穿刺针对软组织损伤越大，越易造成出血，且增加患者的疼痛。而当关节液或滑囊液比较黏稠时，在抽吸的时候，常需要较粗的针头。因此，临床上选择穿刺针时应注意综合考虑。

3. 进针部位和穿刺针的角度影响针的可视度。穿刺针方向与声束方向夹角越小，穿刺针表面所反射的声波越少，则越不易显示针。因此，应尽可能使穿刺针沿垂直于声束的方向进针。穿刺针与声束的夹角不仅可通过调整穿刺针的方向来改变，也可以通过改变探头的方向来取得。具体方法是将探头一端抬起而另一端按压的方法来进行调整，这时探头下面应增加耦合剂以填充探头与皮肤之间的空间。

4. 回声强度可通过改进穿刺针的工艺来增加，比如增加穿刺针表面的粗糙程度等技术。

5. 采用小幅度上下提拉针尖的方法可有利于针尖显示。亦可旋转针尖斜面或将针芯在针杆内上下提拉。

6. 通过局部注射少量生理盐水或局部麻醉药有利于显示针尖位置。由于注入液体后增加了针与软组织之间的声阻抗差，针体和针尖都会显示强回声而提高其可视度。

二、常用超声引导穿刺技术

1. 超声引导四肢关节和软组织的穿刺技术根据是否应用穿刺引导装置可分为经穿刺引导装置穿刺和徒手穿刺。

（1）经穿刺引导装置穿刺方法：经穿刺引导装置穿刺具有穿刺准确、迅速、操作人员不需要较长时间培训的特点，然而该方法不适于非常表浅病变的穿刺，且由于穿刺针被固定在引导装置内，在穿刺过程中无法调整穿刺针的位置。

（2）徒手穿刺方法：徒手穿刺具有操作方便、不需要购买穿刺引导装置的优点。最重要的是可随时调整穿刺针的位置。然而正确实施该方法需要操作者有较丰富的经验，一手操作探头、一手进针，两手配合默契。

2. 从穿刺针与超声切面的位置关系可分为长轴进针法和短轴进针法。穿刺时可根据穿刺靶目标的具体部位、深浅、操作者的经验和习惯而选择。在可能的情况下，使用长轴进针法因为穿刺针全部可视，与短轴进针法相比有更安全的优势。

（1）长轴进针法：是指在进针过程中可实时显示穿刺针的长轴，包括针杆和针尖（图1-1）。该方法可同时显示穿刺针和靶目标，并可实时显示针尖自浅至深直至靶目标的全过程及穿刺路径上所有的组织结构,因而可避免损伤穿刺进针路径上的血管、神经等重要结构。

(2)短轴进针法:是指穿刺针与超声切面垂直。因此,超声只能显示穿刺针针杆或针尖的短轴切面,即强回声点状结构。进针的方法一般采用逐点下移的方法(图1-2)。该方法不能同时显示穿刺路径和靶目标,因此需要提前对拟穿刺路径进行扫查,以判断穿刺路径上有无重要的血管、神经等结构,以避免损伤。

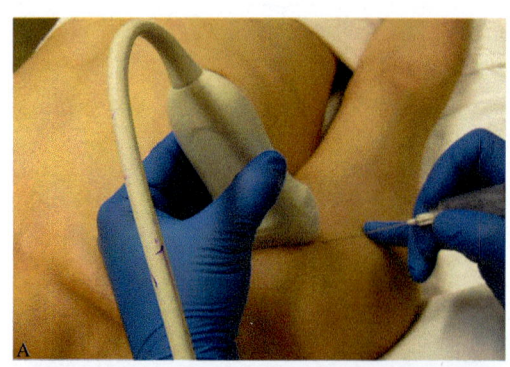

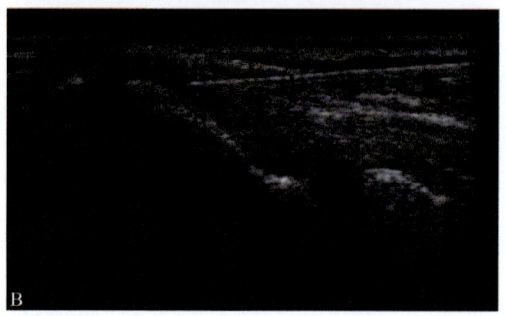

▲ 图1-1 长轴进针法

A. 长轴进针法示意图;B. 超声可显示穿刺针的长轴

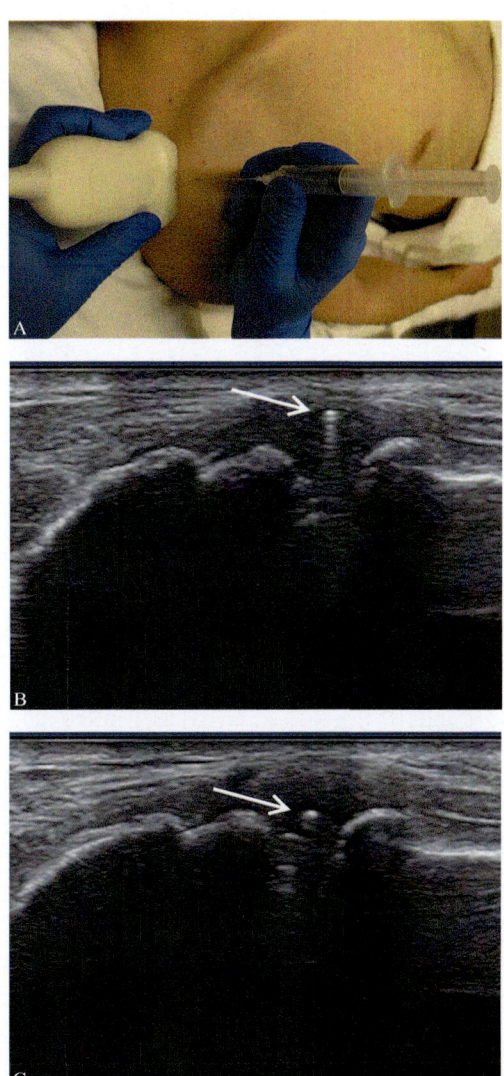

图 1-2 短轴进针法

A. 短轴进针示意图；B. 超声显示针尖短轴切面，呈点状强回声；C. 穿刺时，可自浅向深逐点下移，直至针尖位于靶器官内

第二节　四肢肌骨病变注射常用药物

四肢肌骨病变最常用的药物为长效皮质类固醇药物及局部麻醉药的混合液。注射用的皮质类固醇药物分为颗粒性和可溶性。颗粒性类固醇因其吸收较慢而比较常用。

一、皮质类固醇激素

皮质类固醇激素的主要作用为消炎，可使患者的疼痛症状缓解并持续相当一段时间。

（一）激素治疗机制

皮质类固醇制剂的药理学非常复杂，几乎涉及全身各个系统。在药理学剂量下，糖皮质激素可产生消炎作用，减轻肿胀和疼痛。其机制主要包括稳定白细胞溶酶体膜；阻止白细胞释放酸性水解酶；抑制巨噬细胞在炎症区域的聚集；减少白细胞在毛细血管内皮细胞的黏附；降低毛细血管壁通透性，预防血肿形成；减少补体形成；对抗组胺活性及释放激肽类物质；抑制成纤维细胞增殖、胶原沉着，进而抑制瘢痕形成。在肌骨系统的应用中，激素最主要的作用是免疫调节，可调控mRNA的生成，借以调节炎性介质及其他酶的局部浓度，进而减轻对神经末梢的刺激，缓解关节基质的降解。

（二）激素注射治疗禁忌证

1. 绝对禁忌证　注射部位感染或关节内感染、菌血症、关节内骨折、关节不稳。

2. 相对禁忌证　近关节处严重的骨质疏松；凝血障碍；近1年内关节注射治疗已经3次或近6周内有激素治疗史。

（三）激素治疗后并发症

1. 化脓性关节炎　此为严重并发症。注射时应用严格的无菌操作可使该并发症显著降低。

2. 注射后关节疼痛加重　发生率为2%～25%，多发生于注射后数小时内，可持续2～3d。症状严重者常与化脓性关节炎鉴别困难。如症状持续24h，须行关节腔内穿刺以除外感染。其发生原因与药物内晶体颗粒或某一药物成分所致的关节炎症有关。

3. 局部组织坏死、钙化、肌腱断裂　激素可增加蛋白质的分解代谢。已有研究显示，肌腱内注射激素可增加肌腱断裂的风险，而腱周小剂量注射激素带来的风险很小。

4. 皮下组织损伤　可表现为皮下组织萎缩、色素缺失、脂肪坏死，多见于表浅部位的注射，但也可见于关节腔内注射后，可能与退针后激素沿针道流至皮下组织所致。皮下组织的损伤可能与药物的细胞毒性作用、血管收缩、I型胶原和黏多糖的合成减少有关。皮肤色素缺失的发生有时较晚，可在注射后2个月才明显。多数情况下，皮肤色素缺失和皮下组织萎缩可在1～2年缓解。在退针的过程中，用局部麻醉药冲洗针道有助于降低此并发症的发生。

5. 关节内软骨损伤　临床研究显示，反复的关节腔内注射激素可导致软骨损伤，但严重的软骨损伤发生率仅为0.7%～3%。

6. 全身反应　如面色潮红、血糖增高等，常症状轻微。有研究显示，关节腔内注射激素后，由于对下丘脑-垂体-肾上腺轴的影响，血清皮质激素水平下降。因此，应建议患者激素治疗2周内应避免手术、严重脱水、高强度体育活动，以减少肾上腺危象发生的危险。糖尿病患者激素治疗后其血糖水平有可能增高，可见于注射后2～5d，因此，术后应注意观察血糖水平变化。注射后面色潮红发生率约15%，可发生于注射后2～30h，可持续36h。有时可伴有寒战、头痛等症状。常为自限性。其发生原因尚不明确，可能与组胺介导的反应有关。如症状持续可应用抗组胺药物如苯海拉明治疗。

7. 中枢神经系统并发症　颈椎经椎间孔硬膜外注射治疗后，有报道发生脑或脊髓栓塞的并发症，而腰椎经椎间孔硬膜外注射后有发生截瘫的报道。其发生可能与以下因素有关：①颗粒型激素药物注射至动脉内导致脑或脊髓缺血；②穿刺所致的动脉痉挛、创伤或受压；③药物内防腐剂或其他成分导致的神经毒性。因此，对于经椎间孔的硬膜外注射治疗，建议使用非颗粒型皮质激素，如地塞米松。

（四）激素治疗注意事项

通常皮质类固醇注射的频率不超过每3个月1次，以避免发生由于下丘脑-垂体-肾上腺轴抑制所致的全身性并发症、骨质疏松症和局部关节退变等。

注射用皮质类固醇其消炎作用通常在注射后24～48h到2周后起效，

因此，当局部麻醉药的短暂止痛作用消失后，患者可出现疼痛，而在注射24～48h甚至2周后由于皮质类固醇逐渐发挥作用而疼痛再次缓解，因此，应将此情况告知患者。

二、局部麻醉药

局部麻醉药可使患者疼痛的症状迅速缓解，减少针刺引起的疼痛，并可用于诊断疼痛的来源。局部麻醉药常用的为利多卡因、布比卡因和罗哌卡因。利多卡因起效快（数秒）、持续时间短（1～2h），布比卡因和罗哌卡因5～10min后起作用，一般可持续4～6h。局部麻醉药除过敏反应外，其他可能的不良反应包括神经毒性和心脏毒性，但这些不良反应在局部麻醉药剂量较小时，均非常少见。局部麻醉药可能出现的不良反应如下。

1. 中枢神经系统和心血管毒性作用　见于误将局部麻醉药注入血管内或椎管内。中枢神经系统由于对局部麻醉药更加敏感，因此，中枢神经系统症状通常为局部麻醉药误入血管内的首发症状，表现为颤抖、肌肉抽搐、呼吸困难、惊厥等。罗哌卡因对中枢神经系统的毒性作用大于利多卡因，但小于布比卡因。局部麻醉药对心血管的不良反应继发于中枢神经系统内交感神经反应的激活，患者可出现心律失常、严重的心血管抑制，甚至心力衰竭。

2. 在极少数情况下，局部麻醉药对骨骼肌具有毒性，且与剂量相关　布比卡因的骨骼肌毒性较利多卡因和罗哌卡因要大。其损伤机制与局部麻醉药导致细胞内血钙水平快速和持久的增高有关。

3. 对关节软骨的损伤　关节腔内注射局部麻醉药已应用数十年，其对关节软骨的不良反应被认为较为轻微。但有研究显示，关节镜检查时，持续的布比卡因关节腔灌洗可导致严重的关节软骨溶解。罗哌卡因的软骨细胞毒性在上述局部麻醉药中是软骨细胞毒性最轻的。临床上应用局部麻醉药时应选择毒性低的药物，同时避免在关节腔内长时间、高浓度地使用局部麻醉药。

第三节　超声引导穿刺的注意事项

一、穿刺前

1. 穿刺前应注意询问患者有无麻醉药物等过敏史，有无服用抗凝血药物的病史，以及有无近期的感染。应告知患者穿刺所引起的感染、出血、疼痛加重、过敏等并发症，表浅部位的皮质类固醇注射后有引起脂肪坏死和局部皮肤脱色的风险，并让患者签署知情同意书。

2. 穿刺前应对拟穿刺部位进行全面超声检查，记录病变的位置、关节腔积液的深度、病变局部和周围组织的血流状况，并选择合适的进针路径，应尽可能避免损伤局部重要的血管、神经等重要结构。确定进针点后，可用记号笔或钝头针对皮肤进行标记。

3. 根据穿刺靶目标的深度而选择不同的探头和探头频率。原则上表浅目标选择频率高的线阵探头以提高对靶目标的分辨率，深层目标选用低频凸阵探头以提高穿透力。

4. 最好不要在患者面前准备穿刺针具，尤其小儿，以避免患者不必要的紧张。

二、穿刺中

1. 注意无菌操作。应对局部皮肤进行消毒，并使用无菌探头套、无菌巾、无菌耦合剂。关节腔穿刺时尤其是行关节置换术后的关节腔，应特别注意无菌操作，以避免关节腔感染的发生。

2. 穿刺前局部麻醉药的应用。如应用25G的穿刺针，一般穿刺前不需要局部麻醉药，因超声引导下穿刺首次成功率较高，一般不需要多次进针。如因积液较稠厚而需要应用较粗的穿刺针时，则建议穿刺前应用局部麻醉药。

3. 进针前，应再次对拟穿刺部位进行超声检查，以避免损伤重要血管、神经等重要结构。

4. 一般采用徒手操作方法，以利于调整穿刺针的位置。较深的部位，根据操作者技术的熟练程度，也可以选用穿刺引导装置。

5. 当不能明确判断针尖是否位于关节腔内、腱鞘内等靶目标时，可首先注入少量生理盐水或局部麻醉药，并实时观察注入液体的扩散情况，以判断针尖的位置。明确针尖确实位于关节腔或腱鞘内或神经周围时再注入药物。

6. 可使用延长管以连接穿刺针与注射器，以避免在反复抽吸和注药过程中移动针尖位置。

7. 关节腔有较多积液时，应首先将积液抽出再注入药物。

8. 注射时应无明显阻力，如阻力较大，则应调整针尖位置后再行注射。

9. 注药结束后，可在退针过程中注入少量局部麻醉药以冲洗针头，以避免在出针过程中将皮质激素遗留在退针路径上，尤其是皮下组织。此法可减少药物对靶目标以外组织的损伤及皮质激素所致的皮下组织萎缩、色素脱失。

三、穿刺后

1. 退针后，穿刺部位应局部按压数分钟，以减少局部出血和药物自针眼的外溢。

2. 告知患者局部麻醉药作用维持短暂，如利多卡因效果持续1h，此后疼痛可重新出现，而皮质类固醇激素在注射 1～2d 甚至 2 周后才发挥作用。

3. 注射后由于局部感觉麻木，患者不易感觉疼痛而容易导致局部的进一步损伤。因此，在穿刺后的 2 周内应注意避免再次损伤。

4. 应警惕注射部位感染征象。发热超过 37.8℃，局部发红、温度增加、肿胀。如出现以上任何症状，应及时就诊。

5. 应告知患者虽然皮质类固醇注射治疗具有较好的中短期疗效，可有效缓解疼痛和改善功能，但其长期疗效并不理想。因此，建议结合物理治疗、镇痛药物等其他治疗方法。

第二章 超声引导四肢关节病变注射治疗

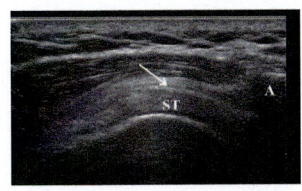

目 录

第一节　超声引导肩部病变注射治疗 / 13
　　一、肩峰下-三角肌下滑囊注射治疗 / 13
　　二、肱二头肌长头肌腱腱鞘注射治疗 / 14
　　三、肩关节腔注射治疗 / 17
　　四、喙突下滑囊注射治疗 / 21
　　五、肩锁关节注射治疗 / 21
　　六、胸锁关节腔注射治疗 / 23
　　七、肩袖钙化灶穿刺治疗 / 24

第二节　超声引导肘部病变注射治疗 / 27
　　一、肘关节腔穿刺注射治疗 / 27
　　二、肘外侧伸肌总腱肌腱病注射治疗 / 29
　　三、肘内侧屈肌总腱肌腱病注射治疗 / 33
　　四、肱桡滑囊注射治疗 / 34
　　五、尺骨鹰嘴滑囊注射治疗 / 35
　　六、前臂骨间背神经注射治疗 / 39

第三节　超声引导手腕部注射治疗 / 42
　　一、桡腕关节腔注射治疗 / 42
　　二、桡骨茎突腱鞘炎（De Quervain病）注射治疗 / 43
　　三、腕管综合征注射治疗 / 45
　　四、扳机指注射治疗 / 48
　　五、前臂交叉综合征注射治疗 / 50
　　六、掌指关节和指间关节注射治疗 / 51

第四节　超声引导髋部病变注射治疗 / 53
　　一、髋关节腔注射治疗 / 53

二、髂腰肌下滑囊注射治疗 / 55

三、股骨大转子周围滑囊注射治疗 / 56

四、坐骨结节滑囊注射治疗 / 59

五、腘绳肌腱腱周注射治疗 / 61

第五节 超声引导膝部病变注射治疗 / 64

一、膝关节腔注射治疗 / 64

二、髌下深囊注射治疗 / 66

三、髌前滑囊及髌下浅囊注射治疗 / 68

四、髂胫束摩擦综合征注射治疗 / 70

五、鹅足腱滑囊注射治疗 / 72

六、膝内侧副韧带滑囊注射治疗 / 73

七、Baker囊肿穿刺抽吸 / 74

八、上胫腓关节注射治疗 / 77

第六节 超声引导踝部病变注射治疗 / 78

一、踝关节腔注射治疗 / 78

二、腓骨肌腱腱鞘注射治疗 / 80

三、足底筋膜注射治疗 / 83

四、第1跖趾关节腔注射治疗 / 84

五、Morton神经瘤注射治疗 / 85

六、跟骨后滑囊注射治疗 / 86

七、跟腱后滑囊注射治疗 / 89

八、𧿹长屈肌腱腱鞘内注射治疗 / 90

九、跗骨窦注射治疗 / 92

十、后距下关节注射治疗 / 92

第一节　超声引导肩部病变注射治疗

一、肩峰下-三角肌下滑囊注射治疗

【适应证】　肩袖病变、肩峰撞击综合征、肩峰下滑囊炎。

【局部解剖与病理】　肩峰下-三角肌下滑囊是肩部最大的滑囊，覆盖肩部大部分区域，内侧达喙突，前部覆盖肱骨结节间沟，下缘可达肱骨大结节下方约3cm。肩峰下滑囊和三角肌下滑囊相通。正常滑囊内有少量液体，可起润滑作用，以减轻肩关节活动时肩袖与肩峰和三角肌之间的摩擦（图2-1）。

肩峰下-三角肌下滑囊炎可因直接或间接外伤引起，但大多数病例是继发于肩关节周围组织的损伤和退行性变，尤其是滑囊深部冈上肌腱的损伤、退行性变、钙盐沉积最为常见。急性期三角肌下滑囊可见扩张，其内液体呈无回声或低回声（图2-2），有时可见碎屑样回声或分隔；囊壁增厚不明显；滑囊周围软组织有时可见水肿增厚。慢性期滑囊壁可见不同程度的增厚（图2-3）。

【治疗操作】　患者可取坐位或侧卧位，肩部中立位，或采取改良Crass体位（肘部屈曲90°，伸向后方，手掌放置在同侧后裤兜处）。探头冠状切面放置在肩峰尖部。此切面可显示呈强回声的肩峰、从肩峰深部滑

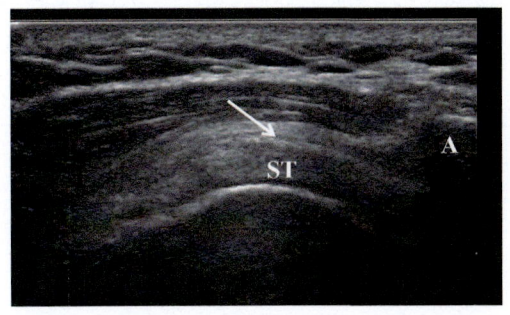

▲图2-1　三角肌下滑囊位于（箭）位于冈上肌腱（ST）与三角肌之间

A.肩峰

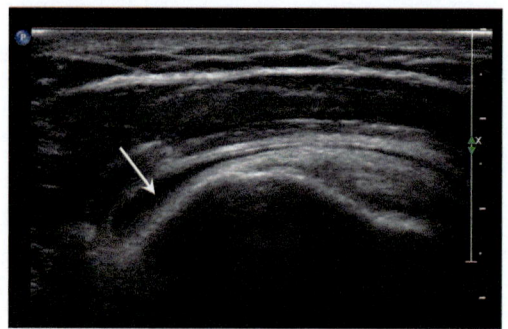

▲ 图2-2 三角肌下滑囊可见少量积液（箭）

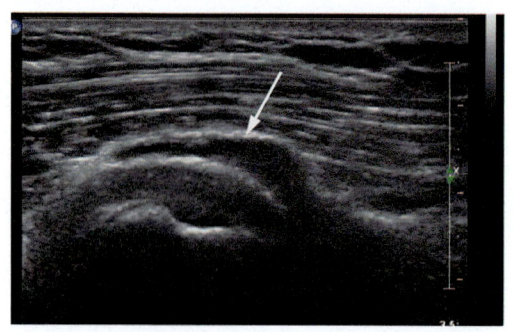

▲ 图2-3 三角肌下滑囊内可见较多积液，囊壁稍增厚（箭）

出的冈上肌腱和滑囊。肩部外展和内收时进行动态超声检查，有利于显示滑囊与冈上肌腱和肩峰的位置关系。穿刺时采取长轴切面法。将穿刺针自外侧向内刺入肩峰下三角肌下滑囊并注入药物（图2-4）。实时观察可见注入药物将滑囊扩张，并向近侧肩峰下或远侧流动。

二、肱二头肌长头肌腱腱鞘注射治疗

【适应证】 肱二头肌长头肌腱肌腱病、腱鞘炎。

【局部解剖与病理】 肱二头肌长头肌腱起自盂上结节、关节盂上缘，斜穿过肱骨头的顶部进入肱骨结节间沟，肌腱平均长9cm，约在三角肌止点水平处移行为肌肉。长头肌腱最大厚度3.3～4.7mm，与个体的性别、活动强度有关。肱二头肌长头肌腱近段为关节内、滑膜内结构。长头肌腱

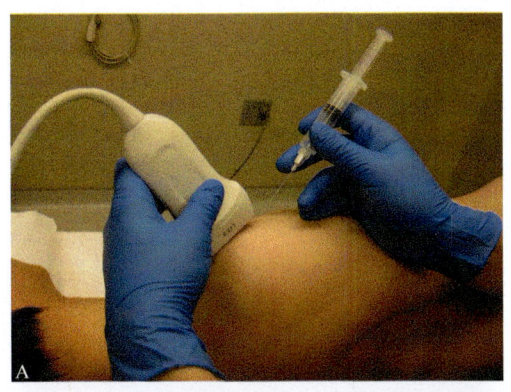

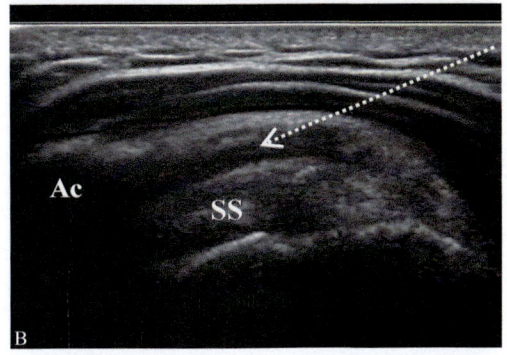

▲ 图2-4 超声引导肩峰下-三角肌下滑囊穿刺注射治疗

A.治疗图；B.超声引导下将穿刺针刺入三角肌下滑囊内。虚箭头显示进针路径。Ac.肩峰；SS.冈上肌腱

在结节间沟走行处，被一滑膜鞘包裹，该滑膜鞘为盂肱关节滑膜的延续，向下一直延伸至结节间沟远侧3～4cm处。肱二头肌长头肌腱在结节间沟内反复地来回及横向滑动，可导致肌腱磨损，腱鞘出现炎症改变。

正常肱二头肌长头肌腱腱鞘内无或仅有少量积液（图2-5）。肱二头肌长头腱鞘炎急性期超声可见腱鞘内积液，积液可为无回声或低回声（图2-6），肌腱周围可见丰富血流信号；慢性期，腱鞘可见增厚，呈低回声（图2-7）。长头肌腱肌腱病时，肌腱可表现为增粗（图2-8），内部回声不均匀，或肌腱因磨损而变细。

【治疗操作】 患者取仰卧位，前臂旋后以利于显示肱骨结节间沟。探

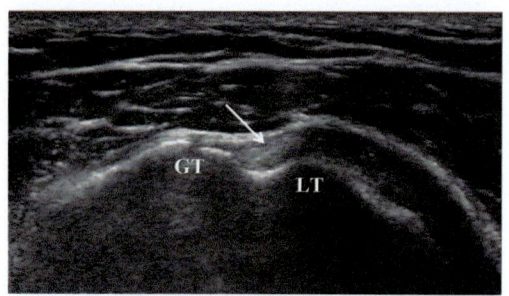

▲ 图2-5 正常肱二头肌长头肌腱。横切面显示肱二头肌长头肌腱（箭）位于肱骨大结节（GT）和肱骨小结节（LT）之间

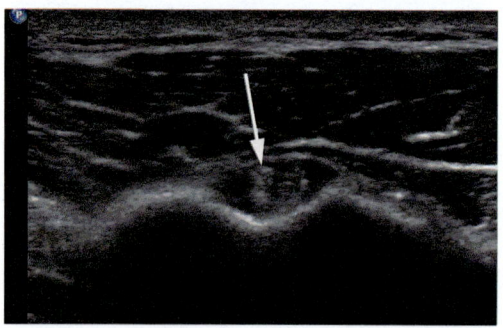

▲ 图2-6 肱二头肌长头肌腱肌腱病。横切面显示肌腱增厚、表面毛糙、回声不均匀（箭），腱鞘内可见少量积液

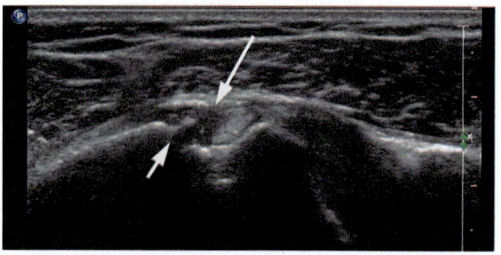

▲ 图2-7 肱二头肌长头肌腱腱鞘炎。横切面显示结节间沟外侧壁不平（短箭），长头肌腱腱鞘增厚、回声减低（长箭）

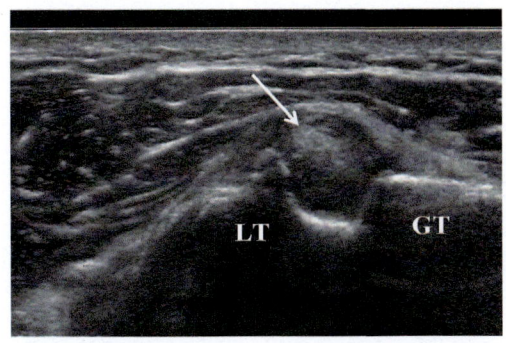

▲ 图2-8 肱二头肌长头肌腱肌腱病，横切面显示长头肌腱（箭）显著增粗

GT.肱骨大结节；LT.肱骨小结节

头横切放置在肱骨结节间沟处，显示肱二头肌长头肌腱短轴切面，可见长头肌腱位于肱骨小结节和大结节之间。穿刺可采取长轴切面或短轴切面法。长轴切面时将穿刺针自内向外或自外向内刺入长头肌腱腱鞘内（图2-9）。注入药物前首先注射少量生理盐水有助于进一步确定针尖的位置。

- 应避免在长头肌腱内注入药物，因类固醇激素有增加肌腱断裂的危险。
- 穿刺部位选择肱骨结节间沟的外侧时，应注意避免损伤旋肱前动脉的升支，因该升支沿肱骨结节间沟的外侧向上走行。应用彩色或能量多普勒超声有助于显示该动脉分支。

三、肩关节腔注射治疗

【适应证】 肩关节骨性关节炎、粘连性肩关节囊炎等的注射治疗；各种原因所致的肩关节腔积液穿刺抽吸。

【局部解剖与病理】 肩关节由肱骨头近端与肩胛骨的关节盂组成（图2-10）。因为关节盂小、肱骨头大而圆，关节囊又较松弛，因此肩关节活动度较大。该关节被一薄的关节囊所包绕，关节囊外又被喙肱韧带和上、中、下盂肱韧带所加强。肩关节腔隐窝可向以下3个部位延伸：向前至肱二头肌长头肌腱腱鞘内、向内侧至肩胛下隐窝内、向下至腋窝处隐窝。肩关节腔内出现积液时，关节囊可扩张（图2-11），并可向上述这些隐窝内扩张（图2-12）。

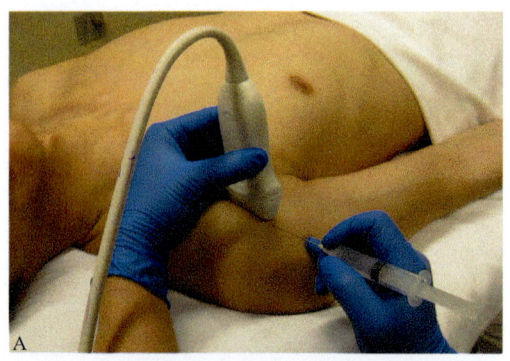
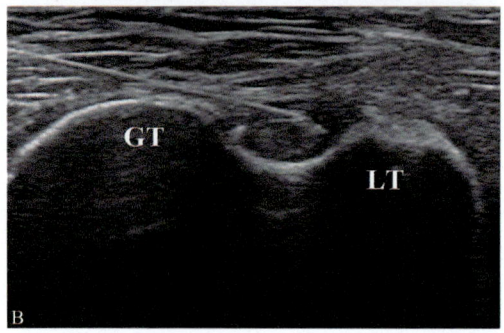

▲ 图2-9 超声引导肱二头肌长头肌腱腱鞘穿刺治疗

A.治疗图；B.超声引导下将穿刺针刺入肱二头肌长头肌腱腱鞘内；GT.肱骨大结节；LT.肱骨小结节

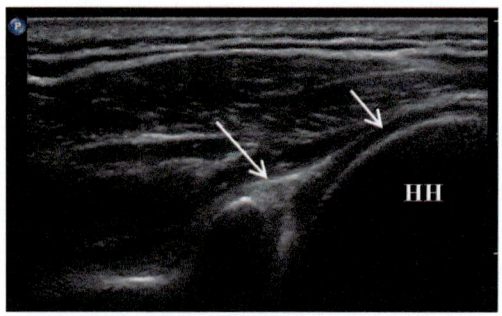

▲ 图2-10 肩后部横切面显示肱骨头（HH）及其表面软骨（短箭）、盂唇（长箭）

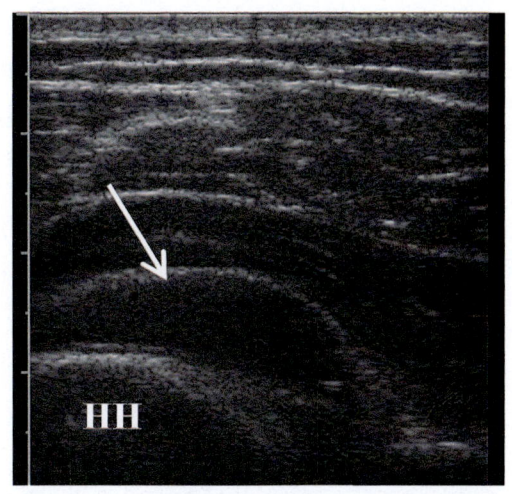

▲ 图2-11 肩后部横切面显示肩关节腔内积液（箭）

HH. 肱骨头

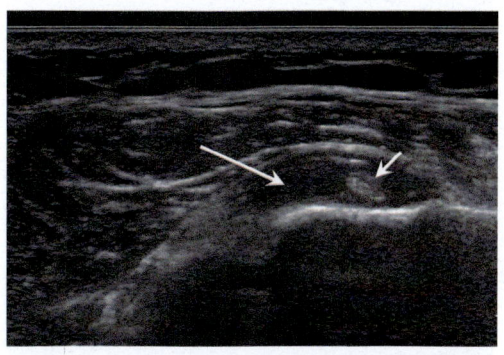

▲ 图2-12 横切面显示肩关节腔积液扩展至肱二头肌长头肌腱腱鞘内（长箭），短箭所指为肱二头肌长头肌腱

【治疗操作】 常采用肩关节后部路径。患者取坐位或侧卧位，患侧位于上方，肩部内收以打开肩关节腔后部。根据患者体形和关节腔位置的深浅可选择不同频率的超声探头。探头横切放置在肱骨头后方，上下和左右移动探头以显示肩关节后部。此切面可见肱骨头呈圆形强回声，肱骨头

表面为关节软骨,呈带状低回声。关节盂与肱骨头之间为后盂唇,超声上呈三角形高回声。内收和外展肩部可见肱骨头与关节盂之间的相对移动情况。穿刺取用长轴切面方法,穿刺针自外向内进针,靶目标为肱骨头与后盂唇之间的关节腔内(图2-13)。注入药物前,可首先注入少量生理盐水,以进一步明确针尖位置,并通过调整针尖斜面的方向以利于药物注射到关节腔内。注药时实时观察可见关节囊被逐渐扩张。

- 肩关节腔注射时应无明显阻力,如注射阻力较大,则穿刺针可能刺入关节软骨或关节盂唇内,此时应将穿刺针撤回少许并调整,以注射时无阻力并可见肩关节囊扩张为判断注射成功的标准。

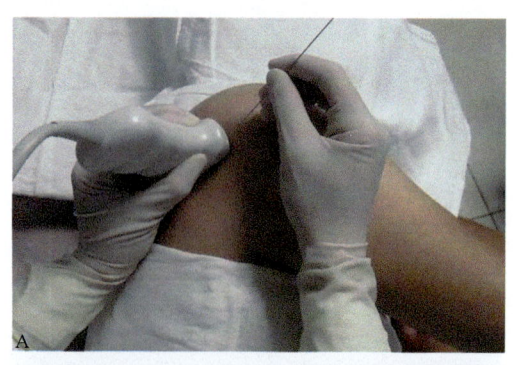

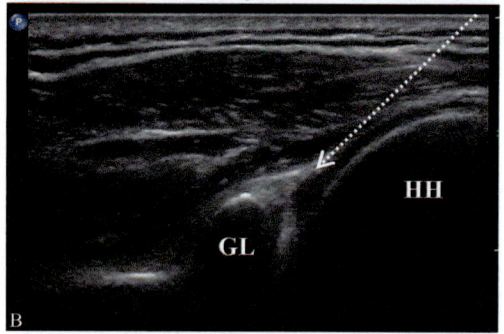

▲ 图2-13 超声引导肩关节腔穿刺注射治疗
A.治疗图;B.超声引导将穿刺针刺入肩后部肩关节腔内,虚箭头显示进针路径;GL.盂唇;HH.肱骨头

四、喙突下滑囊注射治疗

【适应证】 喙突下滑囊炎。

【局部解剖与病理】 喙突下滑囊位于喙突下内侧,有时与肩峰下-三角肌下滑囊相通。

【治疗操作】 患者平卧位,探头横切放置在喙突下方,显示肱二头肌短头肌腱和喙肱肌肌腱及其后方的喙突下滑囊(图2-14)。肩关节外旋运动有助于确认喙突下滑囊。穿刺采取长轴切面法,超声引导将穿刺针刺入位于肩胛下肌腱浅侧、肱二头肌短头肌腱和喙肱肌肌腱后方的喙突下滑囊内(图2-15)。

五、肩锁关节注射治疗

【适应证】 肩锁关节炎、肩锁关节扭伤等。

【局部解剖与病理】 肩锁关节由锁骨远端和肩胛骨的肩峰相关节,体表较易触摸,其深部为肩峰下滑囊和冈上肌腱。肩锁关节为滑膜关节,内有一纤维软骨,将关节腔部分或完全分开。肩锁关节由肩锁韧带和喙锁韧带连接稳定,是肩的5个活动关节之一。

【治疗操作】 患者仰卧位,头偏向对侧,上肢中立位放在身体一侧,探头放在肩锁关节上冠状切面显示肩锁关节。正常情况下锁骨位置要略高于肩峰。调整探头位置,使肩锁关节位于图像中央。穿刺通常采用短轴切

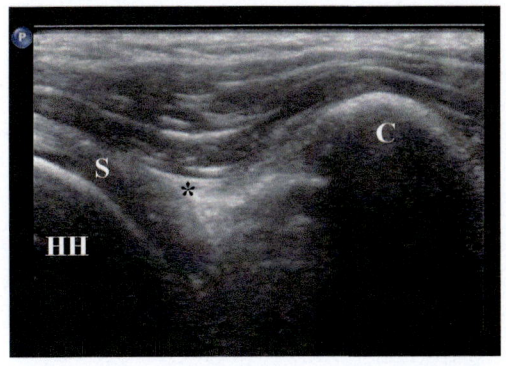

▲图2-14 肩前部横切面显示喙突下滑囊(*)位于肩胛下肌腱(S)浅侧、喙突(C)的下方

HH.肱骨头

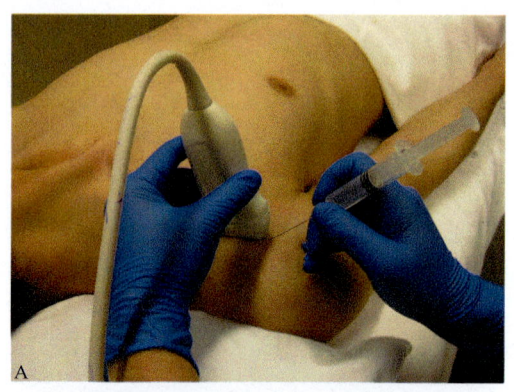

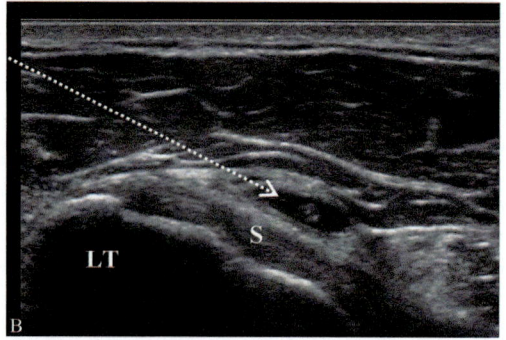

▲ 图2-15　超声引导喙突下滑囊穿刺治疗
A.治疗图；B.超声引导将穿刺针刺入位于肩胛下肌腱浅侧的喙突下滑囊内，虚箭显示为进针路径；S.肩胛下肌腱；LT.肱骨小结节

面方法（图2-16）。由于肩锁关节腔容量较小，通常注入1ml药物。肩锁关节韧带拉伤伴有肩锁关节创伤性滑膜炎时，可在肩锁韧带表面注入一半药物，然后在关节腔内注入另一半药物。

- 肩锁关节附近无重要的血管和神经。但由于位置表浅，注射药物时注意避免将药物注入至关节浅侧的皮下区域。肩锁关节深方是肺尖，应小心确认针尖不可过深，特别是在使用短轴切面入路时。

- 肩锁关节穿刺时，轻微向下牵拉患侧上肢有助于打开肩锁关节间隙而利于穿刺。

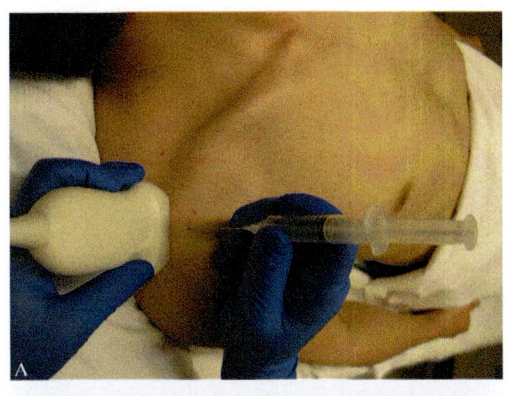

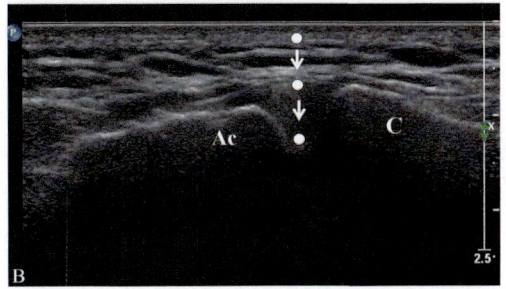

▲ 图2-16 超声引导肩锁关节穿刺注射治疗

A.右侧肩锁关节穿刺治疗图（短轴切面法）；B.采取短轴进针方法将穿刺针刺入肩锁关节腔内，圆点为针尖短轴位置；Ac.肩峰；C.锁骨

六、胸锁关节腔注射治疗

【适应证】 胸锁关节骨性关节炎、胸锁关节扭伤等。

【局部解剖与病理】 胸锁关节由锁骨近端和位于胸骨上外侧的锁骨关节窝相关节，临床上较易触摸。胸锁关节腔内有一高回声的纤维软骨盘，将关节腔分为内侧和外侧腔室，每一个腔室均内衬滑膜。胸锁关节扭伤可由肩部过度外展或锁骨外端上方受力牵拉所致，可引起胸锁关节肿胀、胸锁韧带和肋锁韧带拉伤。

【治疗操作】 患者取仰卧位，头部可转向对侧。应用线阵探头，将探头放置在锁骨长轴上，然后向内侧移动直至显示胸锁关节。与胸骨相比，锁骨端常较为表浅。轻微牵拉患侧肩胛骨有助于将关节间隙打开。

胸锁关节穿刺通常采用短轴切面方法。移动探头将胸锁关节放置在图像中央，穿刺时可见针尖短轴切面呈点状强回声，逐渐增加针尖深度直至针尖位于两关节面之间（图2-17）。由于胸锁关节腔隙较小，通常注入1ml药物。

• 由于胸锁关节深部为心脏大血管出入胸腔处，因此，勿将穿刺针刺入较深部位。

七、肩袖钙化灶穿刺治疗

【适应证】 肩袖钙化性肌腱炎所致的肩痛而非手术治疗方法无效者。

【局部解剖与病理】 钙化性肌腱炎是由于钙盐主要为羟磷灰石钙在肩袖肌腱内沉积所致，是肩关节疼痛的常见原因，常累及的肌腱为冈上肌腱（80%）、冈下肌腱（15%）和肩胛下肌腱（5%）。冈上肌腱的易损伤区、冈下肌腱的下1/3及肩胛下肌腱近肱骨小结节附着处为好发部位。钙盐也

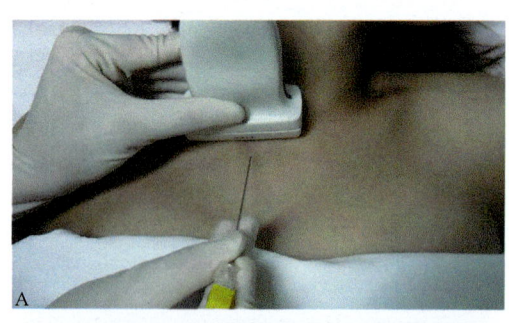

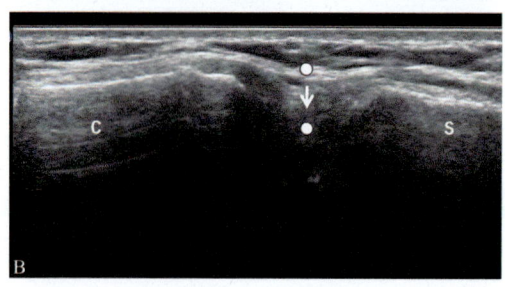

▲ 图2-17 超声引导胸锁关节注射治疗

A.胸锁关节穿刺治疗图；B.采用胸锁关节短轴切面法将穿刺针刺入胸锁关节；箭和圆点为针尖短轴位置；C.锁骨；S.胸骨

可见于肩周的其他部位,如小圆肌、胸大肌、肱二头肌长头的肌-腱移行处。钙化性肌腱炎的发病机制目前还不清楚,可能与肌腱局部相对缺氧或由于某种代谢因素而导致纤维软骨化生的发生,继而发生钙盐沉积有关。

肩袖肌腱内的钙化灶在超声上可表现为以下3种类型。Ⅰ型:强回声斑伴边界清楚的声影;Ⅱ型:强回声斑伴弱声影;Ⅲ型:强回声斑后方无声影(图2-18)。Ⅰ型钙化灶患者多数无明显临床症状,无须治疗。而Ⅱ型和Ⅲ型的钙化灶被认为是钙化物质的吸收期,PDI于钙化灶周围组织内多可见丰富的血流信号;探头加压时,局部压痛明显,患者往往亦有较明显的临床症状。此时进行超声引导下穿刺,多数情况下可将钙化物质灌洗抽出而使患者肩痛症状显著缓解。

【治疗操作】 穿刺时患者采取卧位,患侧朝上。穿刺前对肩袖进行全面超声检查,观察并记录肩袖内钙化灶的位置、数目、形态、后方有无声影,钙化灶周围有无丰富的血流信号、局部有无压痛,肩袖各肌腱有无肿胀增厚、有无撕裂。选择需要进行治疗的钙化灶后,调整患者肩部的位置和探头的位置,确定进针路径。穿刺针的粗细可选择18~22G的针。局部麻醉后,将穿刺针可首先刺入三角肌下滑囊内,并注入适量局部麻醉药,因穿刺过程中,钙化物质可进入到三角肌下滑囊内而引起患者较剧烈的疼痛。然后再将穿刺针刺入肩袖钙化灶内,首先进行抽吸钙化物质。如抽吸困难,可对钙化灶进行捣碎处理,然后再进行抽吸。如还是无法将钙化物质抽出,可用1%利多卡因进行反复注射-抽吸(图2-19)。利多卡因注入

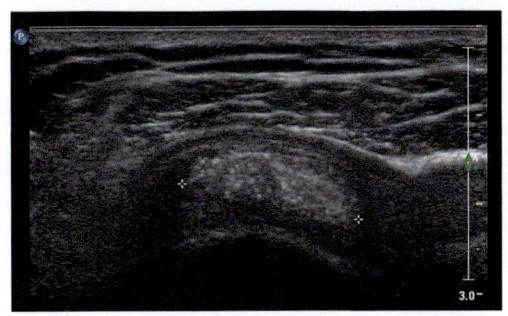

▲ 图2-18 肩袖钙化性肌腱炎,超声显示冈上肌腱内钙化团块(标尺),后方声影不明显,为Ⅲ型钙化

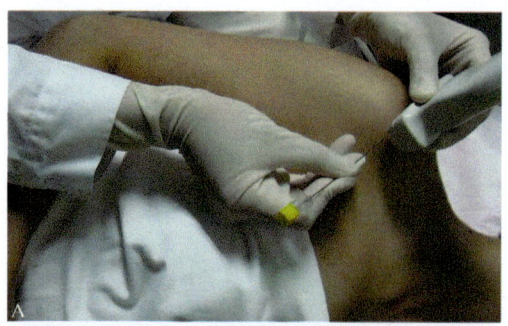
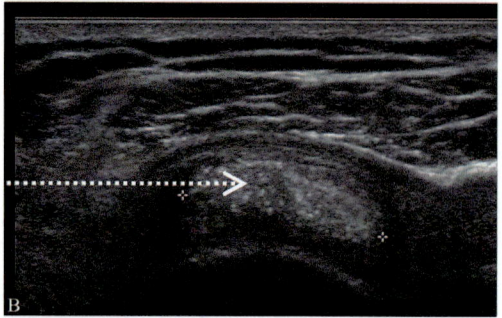
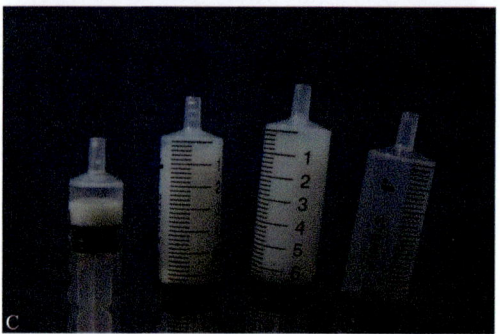

▲ 图2-19 超声引导肩袖钙化灶穿刺抽吸治疗

A.治疗图；B.超声引导将穿刺针刺入肩袖钙化灶内反复进行穿刺及抽吸，虚箭显示进针路径；C.反复灌洗抽出的钙化物质呈乳状

钙化灶内后，钙化灶内囊腔可扩张而压力增高，此时轻轻松开注射器活塞，钙化灶内囊腔可回缩而使钙化物质回流至注射器内。如此反复灌洗，钙化灶可逐渐缩小，而注射器内钙化物逐渐增多。穿刺时使穿刺针和注射器保持水平位置，可有利于抽出的钙化物质在注射器管底沉积。当抽出液为较清亮液体时，可分别于残余钙化灶内及三角肌下滑囊内注入少量局部麻醉药后拔针。通常并不需要将全部钙化灶抽出。穿刺治疗后需进行超声随访，超声上钙化灶体积的缩小、回声的减低常与患者临床症状的改善密切相关。

第二节　超声引导肘部病变注射治疗

一、肘关节腔穿刺注射治疗

【适应证】　肘关节骨性关节炎、风湿性关节炎、创伤性滑膜炎等。

【局部解剖与病理】　肘关节为肱骨下端和尺、桡骨上端构成的复关节，关节囊内包含有3个关节。①肱尺关节：由肱骨滑车和尺骨滑车切迹构成；②肱桡关节：由肱骨小头和桡骨头关节凹构成；③桡尺近侧关节：由桡骨头环状关节面与尺骨桡切迹构成。肘关节囊包绕整个肘关节，前关节囊的上端附着于桡窝和冠突窝上方的肱骨干，下端附着于尺骨冠状突前面和环状韧带；后关节囊上端附着于鹰嘴窝上方的肱骨，下端附着于尺骨鹰嘴的上缘。肘关节囊的前、后壁薄而松弛，两侧壁厚而紧张，并有尺侧和桡侧副韧带加强。此外，在桡骨环状关节面周围有桡骨环状韧带围绕，它使桡骨头在旋转时不易脱出。肘关节腔最大的隐窝为鹰嘴隐窝。肘关节前部隐窝有冠突隐窝、桡窝及围绕桡骨颈的环状隐窝。另外，于肘内、外侧副韧带深部均有一较小的隐窝。肘关节腔出现积液时，上述隐窝可扩张（图2-20）。

【治疗操作】

1.肘关节腔穿刺外侧途径　患者仰卧位，肘部略屈曲，肘下可放置一软枕以抬高肘部，手掌朝下。探头放置在肱桡关节的浅侧或桡侧。穿刺可采取长轴或短轴切面方法。穿刺靶目标为肱桡关节腔（图2-21）。

2.肘关节腔穿刺后部途径　患者俯卧位，肩部外展，肘部屈曲90°，前臂悬于检查床外。探头横切放置于肘后鹰嘴窝处。穿刺可采用长轴切面方法，穿刺针自外向内，自肱三头肌肌腱的深方刺入肘后关节腔内（图2-22）。

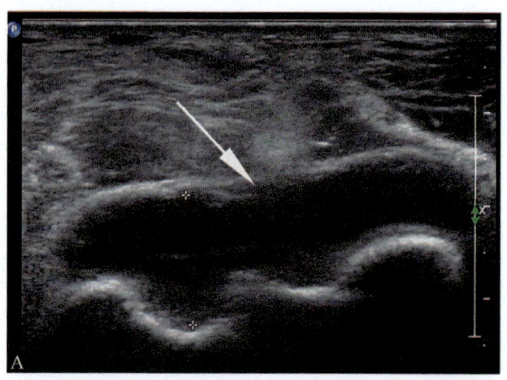

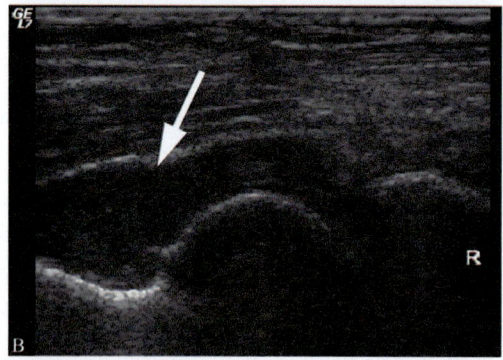

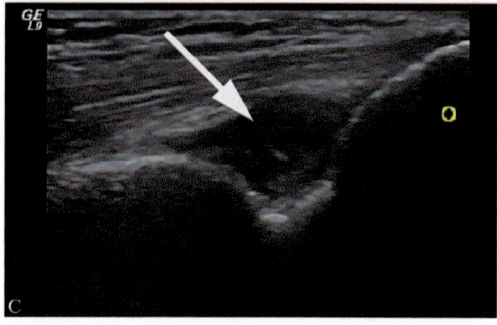

图2-20 肘关节腔积液在不同患者的超声表现

A.横切面显示肘关节前部积液（箭）；B.纵切面显示肘前部偏外侧关节腔内积液（箭）；R.桡骨头；C.纵切面显示肘后部关节腔内积液，其内透声差（箭）；O.尺骨鹰嘴

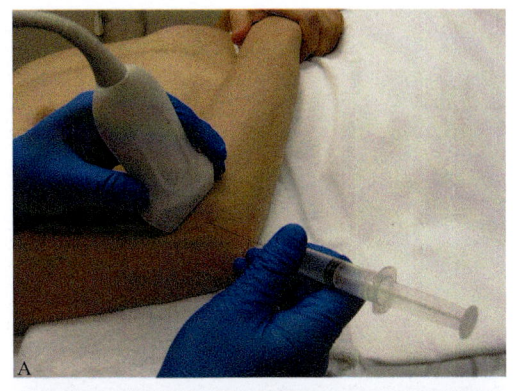

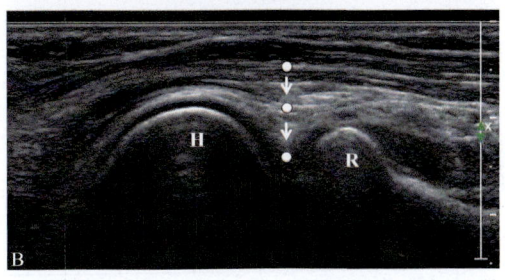

▲ 图2-21 肘关节腔穿刺：外侧途径

A.治疗图；B.采取短轴进针方法将穿刺针刺入肘前外侧关节腔内，圆点显示为穿刺针针尖的位置；H.肱骨小头；R.桡骨头

二、肘外侧伸肌总腱肌腱病注射治疗

【适应证】 肘外侧伸肌总腱肌腱病（网球肘）而非手术治疗效果不佳者。

【局部解剖与病理】 肘外侧伸肌总腱起自肱骨外上髁的前外侧，由桡侧腕短伸肌、指伸肌、小指伸肌、尺侧腕伸肌的肌腱构成，其深层主要为桡侧短伸肌肌腱，浅层主要为指伸肌肌腱，而小指伸肌、尺侧腕伸肌的肌腱仅占小部分。在肱骨外上髁水平，这些肌腱融合在一起，形成伸肌总腱的起点。反复牵拉肌腱可导致肌腱出现末端的病理改变。深层纤维最容易受损。

伸肌总腱肌腱病时超声可见肌腱增厚、回声减低（图2-23、图2-24）。肌腱部分撕裂时可见低回声或无回声的裂隙。病程长者，肌腱内部可见钙

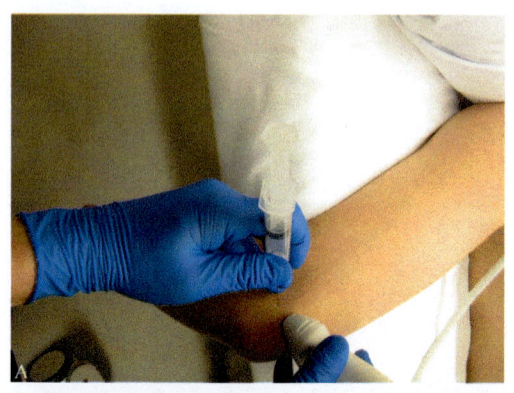

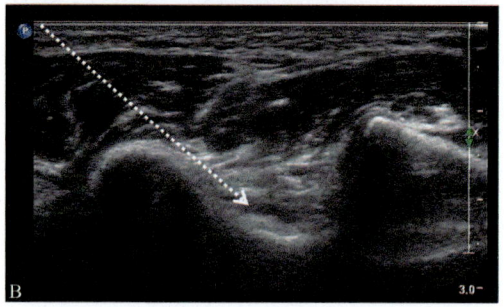

▲ 图2-22 肘后部肘关节腔内穿刺
A.治疗图；B.超声引导下将穿刺针刺入肘后部关节腔内，虚箭显示为进针路径

化，肱骨内上髁可见骨皮质不规则改变或骨赘形成。

【治疗操作】

1.肘外侧伸肌总腱腱周注射治疗　患者仰卧位，肘部轻度屈曲，手掌朝下，肘下可放置一软枕以抬高肘部。探头放置在肘外侧以显示肘外侧伸肌总腱长轴及其在肱骨外上髁的附着处。

穿刺可采用长轴切面方法，穿刺针自探头远侧向近侧刺入，亦可从探头近侧向远侧刺入，靶目标为伸肌总腱与其浅侧皮下组织之间的组织间隙内（图2-25）。

● 注意勿损伤附近的桡神经和桡返动脉。

● 由于该注射部位较浅，有发生皮下组织萎缩和色素脱失的风险，因此，术前应告知患者。

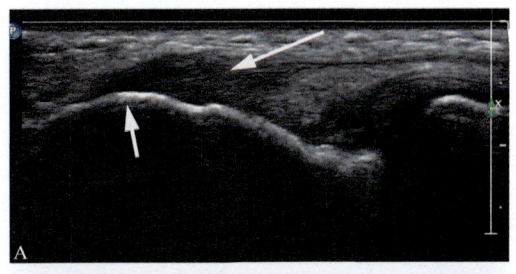

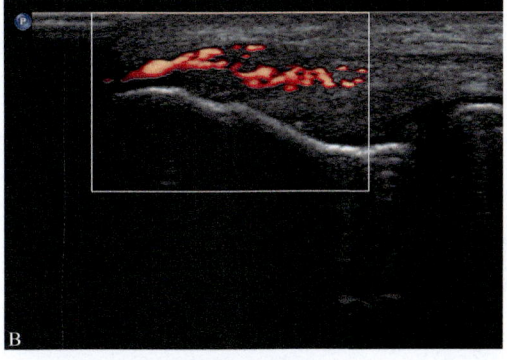

▲ 图2-23 肘外侧伸肌总腱肌腱病

A.伸肌总腱近肱骨外上髁附着处增厚，回声减低（长箭），短箭所指为肱骨外上髁；B.PDI低回声病变内可见丰富血流信号

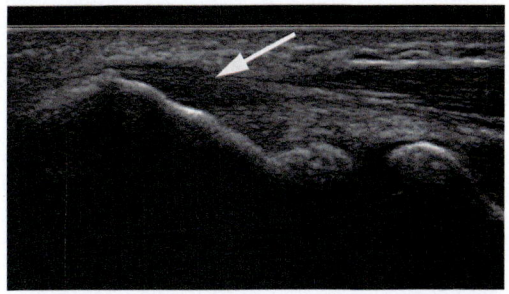

▲ 图2-24 肘外侧伸肌总腱肌腱病。伸肌总腱近肱骨外上髁处稍增厚，回声减低（箭），远段肌腱回声正常

2.肘外侧伸肌总腱针刺松解治疗　患者仰卧位，肘部轻度屈曲，手掌朝下，肘下可放置一软枕以抬高肘部。首先于肱骨外上髁处皮肤、皮下组织局部浸润麻醉，并将麻醉药注入伸肌总腱内及肱骨外上髁骨膜处。继而将20G穿刺针刺入伸肌总腱的病变内并沿肌腱长轴进行反复针刺，直至穿

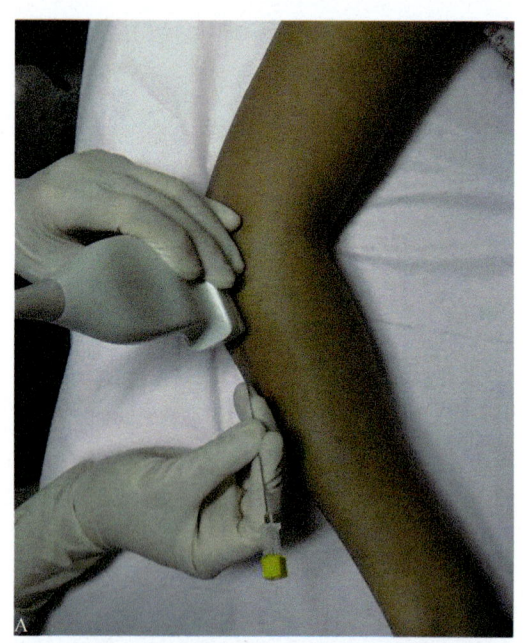

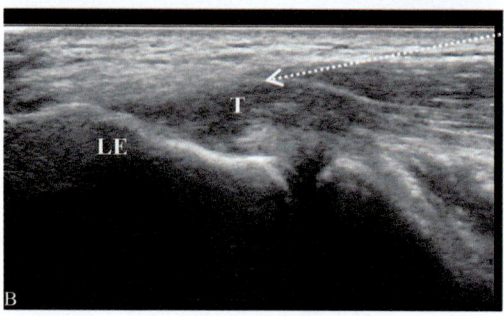

▲ 图2-25　肘外侧伸肌总腱腱周注射治疗
A.治疗图；B.超声引导将穿刺针刺入肘外侧伸肌总腱浅侧，虚箭显示为进针路径；LE.肱骨外上髁；T.伸肌总腱

刺无明显阻力。如肌腱内有钙化灶、腱止点处有骨赘,可一并进行针刺捣碎。治疗结束后,局部压迫止血。并嘱患者尽量做肌腱的拉伸练习。如局部疼痛明显,可口服对乙酰氨基酚,但不要口服非甾体抗炎药物。

三、肘内侧屈肌总腱肌腱病注射治疗

【适应证】 肘内侧屈肌总腱肌腱病(高尔夫肘)而非手术治疗效果不佳者。

【局部解剖与病理】 前臂前群肌肉中,旋前圆肌、桡侧腕屈肌、掌长肌、尺侧腕屈肌起自肱骨内上髁,还有指浅屈肌的部分也起自肱骨内上髁。上述肌群以屈肌总腱起自肱骨内上髁。反复主动、被动地牵拉肌腱,可导致肌腱病的发生。

正常肘内侧屈肌总腱超声上显示为均匀的偏高回声,其止点处肱骨内上髁骨皮质平滑(图2-26)。肱骨内上髁屈肌总腱肌腱病时超声可见肌腱增厚、回声减低(图2-27)。肌腱部分撕裂时可见低回声或无回声的裂隙。病程长者,肌腱内部可见钙化,肱骨内上髁亦可见骨皮质不规则改变或骨赘形成。PDI于部分病变内可见丰富血流信号。

【治疗操作】 患者仰卧位,肩部适度外展和外旋,肘部轻度屈曲,手掌朝上,肘下可垫一软枕以抬高肘部。探头放置在肘内侧,显示肘内侧屈肌总腱长轴及其在肱骨内上髁的附着处。穿刺可采用长轴切面方法,进针

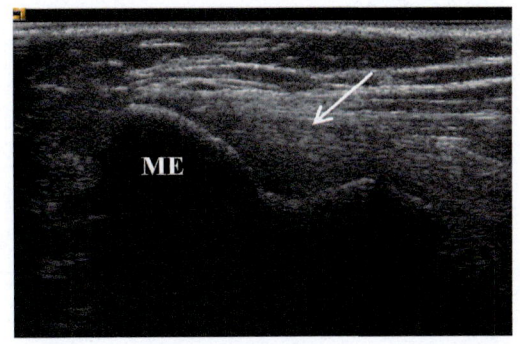

▲ 图2-26 正常肘内侧屈肌总腱,超声显示屈肌总腱(箭)附着于肱骨内上髁(ME)

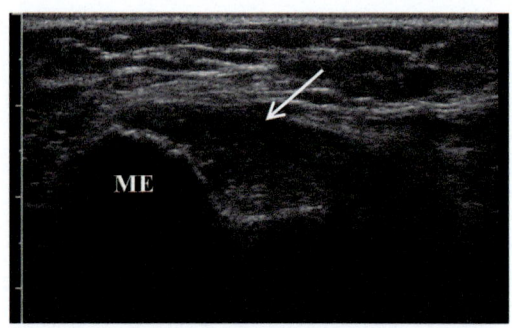

图2-27 肘内侧屈肌总腱肌腱病,显示屈肌总腱明显增厚,回声减低(长箭),其附着处肱骨内上髁(ME)骨皮质不平滑

方向自探头远侧至内侧,亦可自探头近侧至远侧,穿刺靶目标为屈肌总腱近端与其浅侧皮下软组织之间的组织间隙(图2-28)。

- 由于该注射部位位置表浅,注射皮质类固醇激素后有发生皮下组织萎缩和色素脱失的风险,因此,应注意在穿刺前告知患者。
- 应注意避免邻近重要神经和血管的损伤,前方有正中神经和肱动脉,后方有尺神经。

四、肱桡滑囊注射治疗

【适应证】 肱桡滑囊炎。

【局部解剖与病理】 肱桡滑囊,又称肱二头肌桡骨滑囊,位置较深,位于肱二头肌远侧肌腱与桡骨粗隆之间,有减少肌腱与桡骨粗隆之间摩擦的作用,尤其是前臂旋前时。前臂旋前时,桡骨粗隆会向后旋转,从而牵拉肱二头肌腱远端使其包绕桡骨。此时,肱桡滑囊被挤在肱二头肌腱与桡骨之间。

肱桡滑囊炎较为少见,其原因可以为感染、关节炎、淀粉样沉积等,但最常见原因为慢性劳损性损伤。肱桡滑囊炎由于滑膜水肿、充血和肥厚、囊内渗液增加,超声可显示滑囊内积液、囊壁增厚,急性期于增厚的囊壁上可见丰富血流信号(图2-29)。

【治疗操作】 患者仰卧位,肘部伸直。穿刺采取长轴切面法或短轴切面法,靶目标为肱二头肌远侧肌腱与桡骨之间增厚的滑囊内(图2-30)。

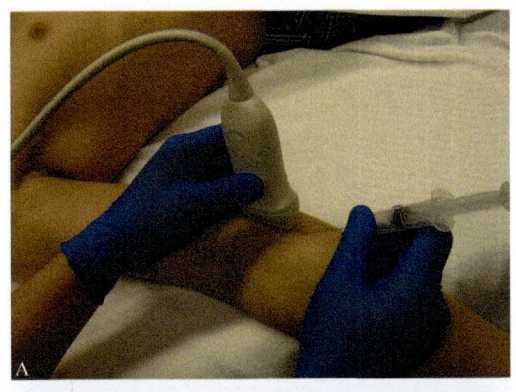
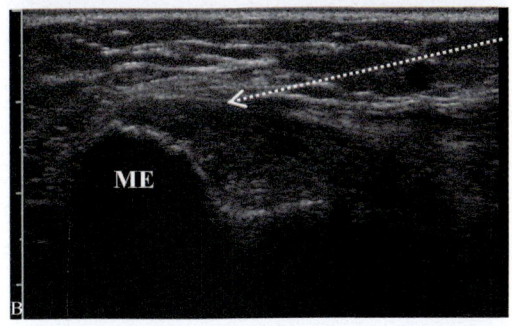

▲ 图2-28 超声引导肘内侧屈肌总腱穿刺治疗
A.治疗图；B.超声引导将穿刺针刺入肘内侧屈肌总腱浅侧，虚箭头为进针路径

如滑囊内有较多积液，可首先对积液进行抽吸，然后再注入药物。

- 肘前部有肱动静脉、正中神经、桡神经及其分支。穿刺前应对这些重要结构进行检查，避免穿刺时将其损伤。
- 肱二头肌远侧肌腱外无腱鞘，其周围覆有一层腱围组织。注意勿将肱桡滑囊炎诊断为肱二头肌腱鞘炎。

五、尺骨鹰嘴滑囊注射治疗

【适应证】 尺骨鹰嘴滑囊炎。

【局部解剖与病理】 尺骨鹰嘴后有两个滑囊，即皮下滑囊和肱三头肌腱间滑囊。皮下滑囊多因肘后挫伤所致。肱三头肌腱间滑囊多因肱三头肌

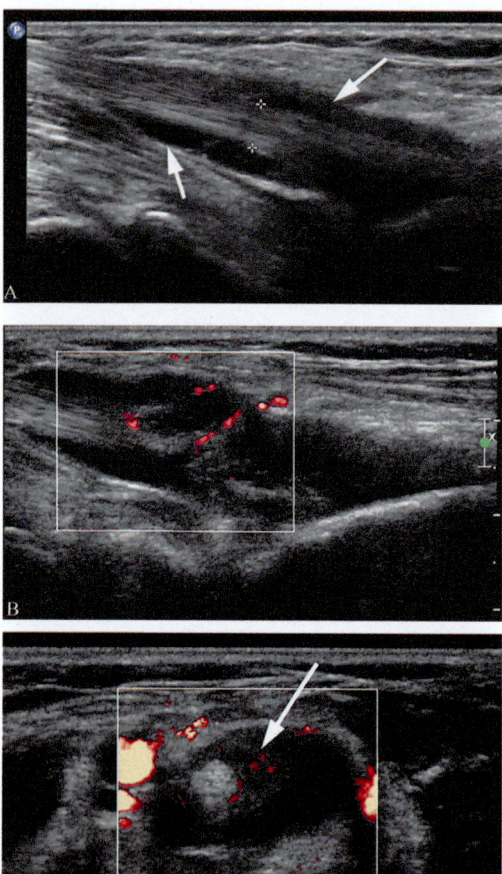

图 2-29 肱桡滑囊炎

A.纵切面显示肱二头肌远侧腱（标尺）周围可见较多积液（箭）及偏低回声区；B.PDI显示肌腱周围偏低回声区内可见丰富血流信号；C.横切面显示肱二头肌腱及其周围低回声区（箭）

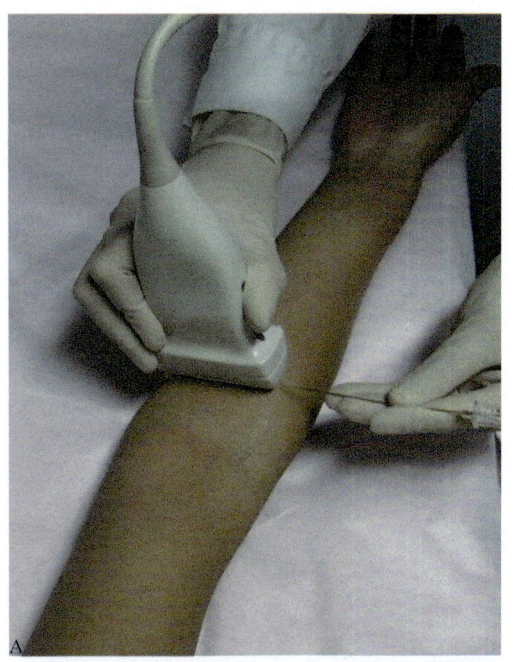
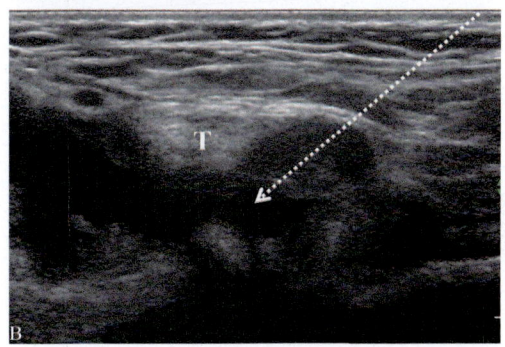

图2-30 超声引导肱桡滑囊注射治疗

A.治疗图；B.超声引导将穿刺针刺入肱二头肌远侧肌腱（T）周围增厚的滑囊内，虚箭显示进针路径

反复爆发用力、肌腱间长期摩擦而引发滑囊积液。滑囊时,超声上表现为滑囊扩张,内可见积液,囊壁可呈不同程度的增厚(图2-31、图2-32)。

【治疗操作】 患者侧卧位,肘部放在身体侧方,肘部伸直或略屈曲。穿刺采取长轴切面法或短轴切面法,靶目标为肘后增厚的滑囊内。如滑囊内有较多积液,可首先对积液进行抽吸,然后再注入药物(图2-33)。

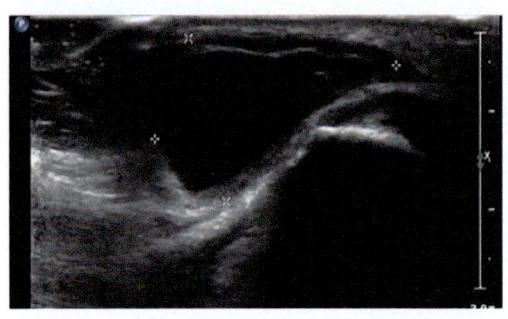

▲ 图2-31 尺骨鹰嘴皮下滑囊炎,显示尺骨鹰嘴皮下囊性包块(标尺),内为无回声,囊壁较厚

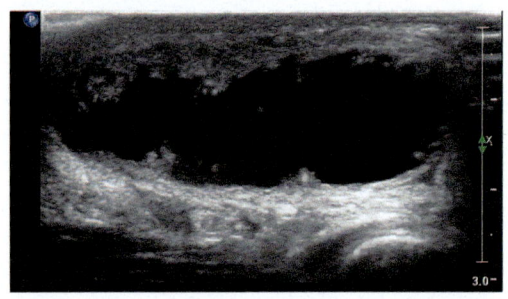

▲ 图2-32 尺骨鹰嘴皮下滑囊炎,显示尺骨鹰嘴皮下囊性包块,囊壁不规则增厚

六、前臂骨间背神经注射治疗

【适应证】 前臂骨间背神经麻痹综合征。

【局部解剖与病理】 桡神经在肘前部分为两个终支,即桡神经深支(骨间背神经)和桡神经浅支。桡神经深支在旋后肌的肱骨、尺骨起点间进入旋后肌两层纤维之间,绕桡骨上1/4部的外侧面于前臂背侧穿出旋后肌,继而在前臂背侧深、浅肌之间下降。在前臂背面,桡神经深支位于骨间背动脉尺侧,并同动脉伴行,最后达腕背侧发出许多终支支配腕背侧皮肤和腕关节。旋后肌的两个头在肱骨外上髁的顶部和内侧缘形成一个纤维腱性弓,称为Frohse弓。前臂长期的伸屈旋转运动使Frohse弓及桡侧伸腕

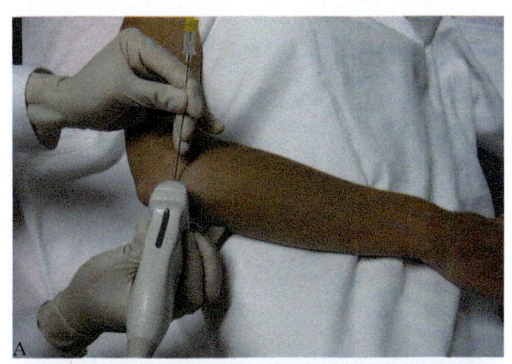

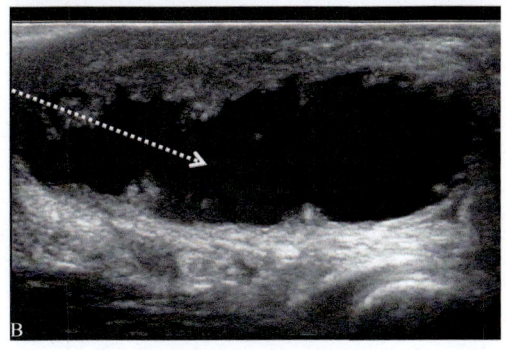

图2-33 尺骨鹰嘴滑囊注射治疗

A.治疗图;B.超声引导将穿刺针刺入肘后部增大的滑囊内,虚箭显示进针路径

短肌腱增厚,可导致桡神经深支受压而损伤。

【治疗操作】 患者侧卧位,肘部放在身体侧方,肘部略屈曲。探头横切放置在桡骨颈上,显示旋后肌。于旋后肌深、浅两层之间可见桡神经深支,呈细小圆形低回声结构(图2-34)。桡神经深支神经卡压后超声常可显示神经增粗改变(图2-35)。穿刺采取长轴切面法,靶目标为桡神经深支旁(图2-36)。

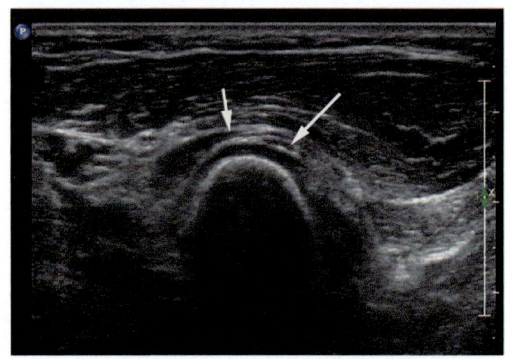

▲图2-34 横切面显示桡神经深支(长箭),位于旋后肌深层与浅层(短箭)之间,旋后肌深方为桡骨

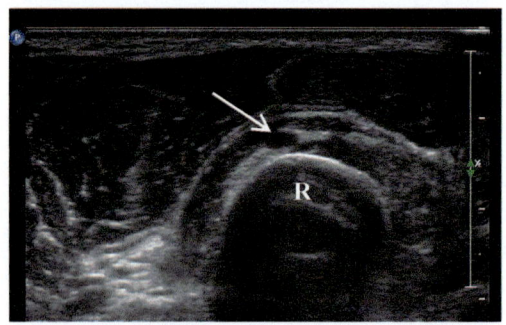

▲图2-35 桡神经深支卡压后增粗,超声显示桡骨颈处(R)桡神经深支增粗(箭)

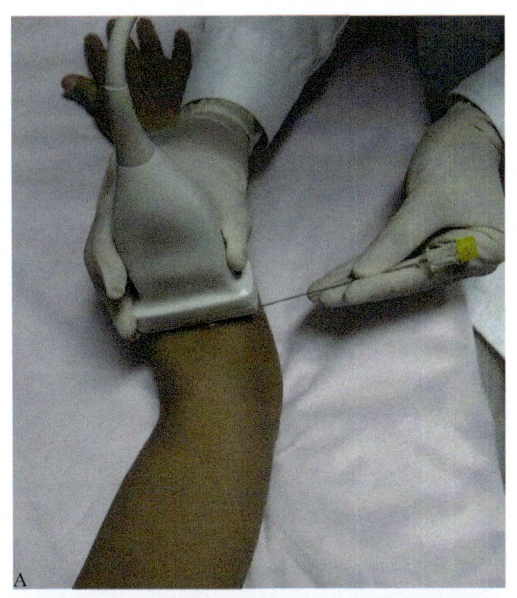

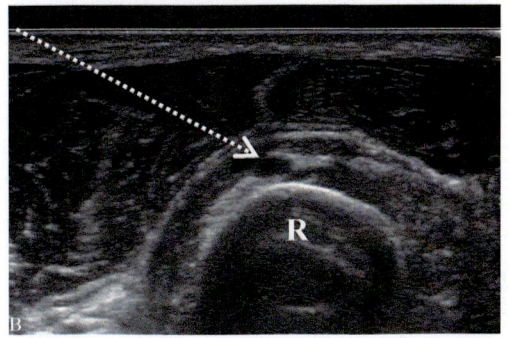

图 2-36 前臂骨间背神经注射治疗

A.治疗图；B.超声引导将穿刺针刺入骨间背神经旁，虚箭头显示为进针路径；R.桡骨颈

第三节　超声引导手腕部注射治疗

一、桡腕关节腔注射治疗

【适应证】　桡腕骨性关节炎、创伤性滑膜炎、类风湿关节炎等。

【局部解剖与病理】　桡腕关节即腕关节，为位于桡骨远端与腕骨之间的滑膜关节，其近端关节面由桡骨远端关节面、三角纤维软骨的远侧面构成，远端关节面由手舟骨、月骨和三角骨共同组成。关节囊松弛，四周有韧带加强。

腕关节炎时，超声可见腕关节腔扩张，内可见积液回声，滑膜增生呈低或等回声（图2-37）。

【治疗操作】　患者仰卧位或坐位，患侧手掌向下，腕部轻度屈曲，腕下可垫一软枕。探头放置在腕背侧，矢状切面显示桡腕关节。穿刺可采用

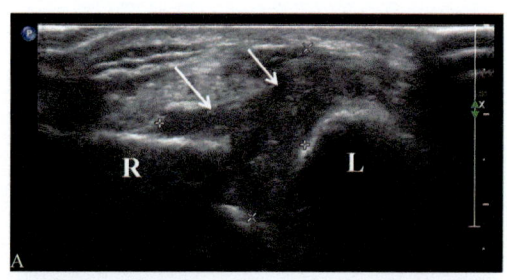

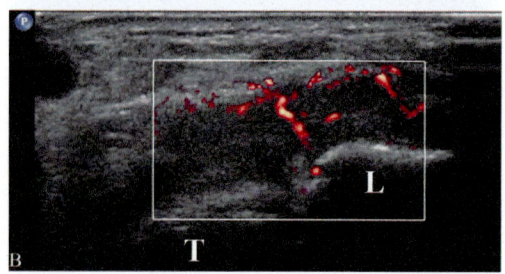

▲ 图2-37　腕背侧类风湿关节炎
A.纵切面显示手腕背侧关节腔内低回声病变（箭）；
B.横切面PDI于低回声病变内可见丰富血流信号；T.三角骨（triquetrum）；R.桡骨（radius）；L.月骨（lunate）

长轴切面方法,自探头远侧向近侧进针,穿刺靶目标为桡骨远端与手舟骨近端之间的腕关节腔内(图2-38)。

二、桡骨茎突腱鞘炎(De Quervain病)注射治疗

【适应证】 桡骨茎突腱鞘炎,即拇长展肌腱、拇短伸肌腱腱鞘炎。

【局部解剖与病理】 拇长展肌腱和拇短伸肌腱在桡骨茎突部进入一个腱鞘,该鞘外面覆有腕背侧伸肌支持带,内为桡骨茎突部之纵行窄沟,管腔狭小且无弹性。当两个肌腱在同一狭窄坚硬的腱鞘内行走,反复牵拉并相互摩擦,久之可发生腱鞘炎。超声可见拇长展肌腱和拇短伸肌腱增粗,腱鞘增厚(图2-39、图2-40)。有时病变仅累及其中一个肌腱。

【治疗操作】 患者仰卧位或坐位,腕部桡侧朝上。探头放置在桡骨远端,横切面显示腕背侧伸肌腱第一腔室内拇长展肌腱和拇短伸肌腱短轴。穿刺可采用长轴切面方法,进针方向自腕部的掌侧面至背侧面,靶目标为

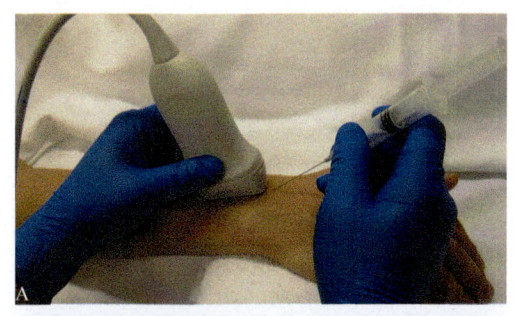

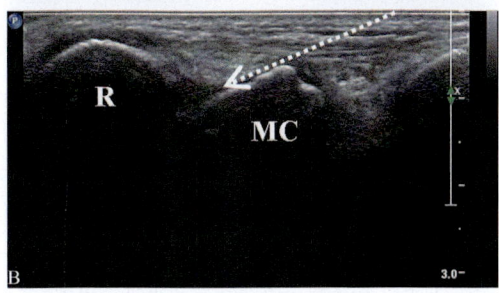

▲图2-38 超声引导腕关节注射治疗

A.治疗图;B.超声引导将穿刺针刺入腕关节腔内,虚箭显示进针路径;R.桡骨近端;MC.近侧腕骨

第一腔室内肌腱的腱鞘内（图2-41）。

• 少数情况下，拇长展肌腱、拇短伸肌腱有各自独立的腱鞘，因此需要分别进行注射治疗。

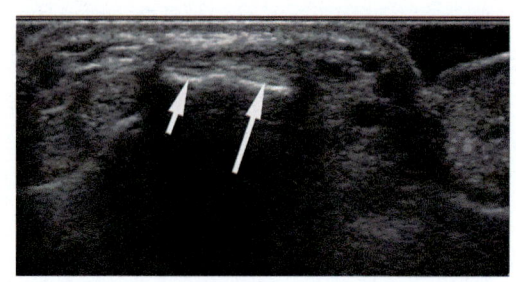

▲ 图2-39　桡骨茎突处显示正常拇长展肌腱（长箭）及拇短伸肌腱（短箭）短轴切面

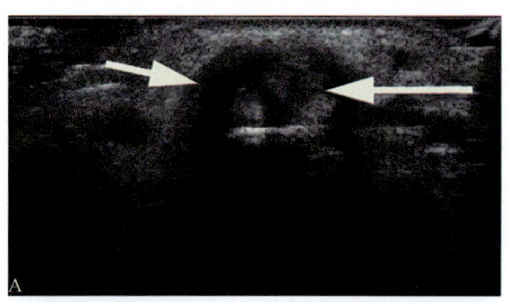

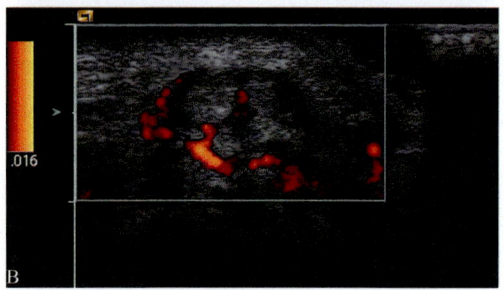

▲ 图2-40　拇长展肌腱和拇短伸肌腱腱鞘炎

A.横切面显示拇长展肌腱和拇短伸肌腱增粗（长箭），腱鞘增厚，回声减低（短箭）；B.PDI可见腱鞘内丰富血流信号

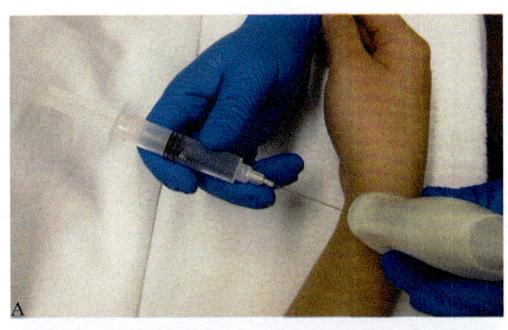

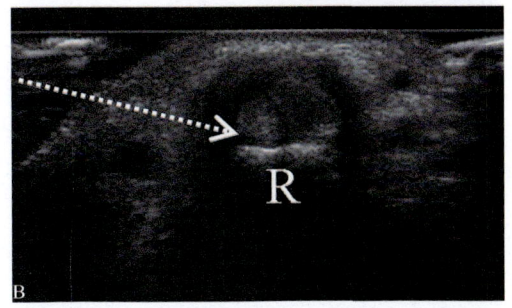

▲ 图2-41　超声引导桡骨茎突腱鞘炎注射治疗

A.治疗图；B.超声引导将穿刺针刺入拇长展肌腱和拇短伸肌腱腱鞘内，虚箭头显示为穿刺路径；R.桡骨茎突

- 此部位与桡神经浅支和桡动脉关系密切，穿刺时可从掌侧进入，以避免损伤上述结构。

三、腕管综合征注射治疗

【适应证】　腕管综合征经非手术治疗无效者。

【局部解剖与病理】　腕管是由腕横韧带及腕骨形成的一个骨性纤维性鞘管，长2～2.5cm，宽约2.5cm，其顶部为腕横韧带。腕横韧带宽3～4cm，近侧自舟骨粗隆附着在豌豆骨（近端腕管）、远侧自大多角骨结节附着在钩骨（远侧腕管）。腕横韧带在桡侧分为两层，内容纳桡侧腕屈肌腱。腕管的底是由腕骨形成的无弹性弓状结构及腕骨外、腕骨间韧带。腕管内容物包括指浅屈肌腱（4根）、指深屈肌腱（4根）、拇长屈肌腱（1根）共9根肌腱及其滑膜和正中神经。

腕管综合征在周围神经卡压中最为常见。任何原因引起的腕管内压力增高，使正中神经受压，产生神经功能障碍，即称为腕管综合征。腕管综合征时，超声可见远侧腕管内的正中神经受压变扁，近侧腕管内的正中神经增粗（图 2-42、图 2-43、图 2-44）。有时于正中神经受压处可见腕横韧带明显增厚。

【治疗操作】 患者仰卧位或坐位，手掌朝上。探头应用高频线阵探头。探头横切放置在腕管近端，穿刺可采用平行切面方法，穿刺针自尺侧向桡侧进针至腕管内正中神经附近，可首先至正中神经浅侧，注入药物后，将针撤回少许，再进针至正中神经深侧注入药物（图 2-45）。

• 穿刺前注意尺动脉和尺神经位置，避免将其损伤。

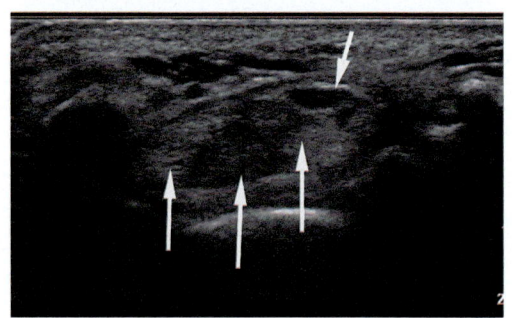

▲ 图 2-42 正常腕管正中神经，横切面显示腕管内指屈肌腱（长箭）和正中神经（短箭），部分肌腱由于各向异性伪像而呈低回声

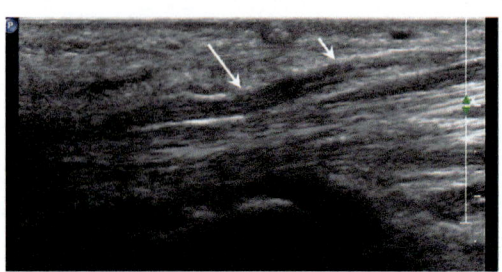

▲ 图 2-43 腕管综合征，纵切面显示正中神经在腕管远段受压变细（长箭），其近端明显增粗（短箭）

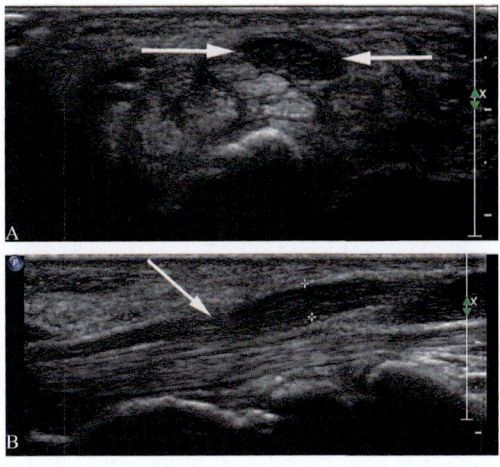

▲ 图2-44 腕管综合征

A.横切面显示腕管内正中神经（箭）管径增粗；B.纵切面显示正中神经在远侧腕管局部受压凹陷（箭），其近端神经增粗（标尺）

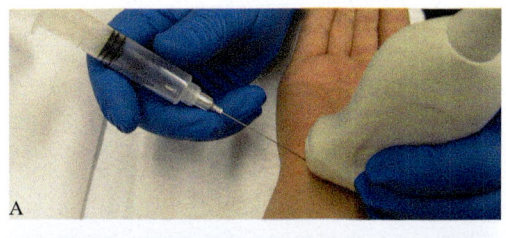

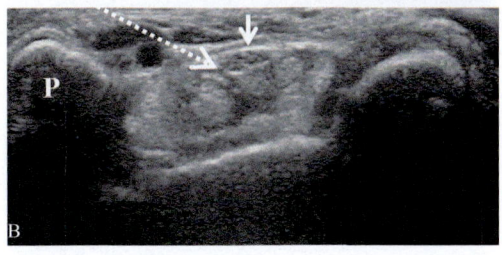

▲ 图2-45 超声引导腕管综合征注射治疗

A.治疗图；B.超声引导将穿刺针自尺侧刺入腕管内正中神经的浅侧及深侧，虚箭显示进针路径，短箭所示为正中神经；P.豌豆骨

四、扳机指注射治疗

【适应证】 扳机指非手术治疗无效者。

【局部解剖与病理】 指屈肌腱腱鞘从掌骨颈一直向远侧延伸至远侧指间关节,滑车是肌腱腱鞘的一个局部增厚,包括5个环状韧带$A_{1\sim5}$和3个交叉韧带$C_{1\sim3}$。滑车的作用为固定屈肌腱在指骨上,防止手指屈曲时肌腱发生脱位。A_1、A_3、A_5分别位于掌指关节、近侧指间关节、远侧指间关节,A_2、A_4分别位于近节、中节指骨的中部。手指反复的运动可导致环状韧带增厚和屈肌腱肿胀,继而肌腱在狭窄的管道中活动受限,临床上称为扳机指,表现为绞索和手指伸直时弹响,最常累及A_1环状韧带。临床上可分为5型(Quinnell分型):0.肌腱活动正常;1.肌腱活动费力;2.肌腱主动活动时可克服的绞索;3.肌腱被动运动时可克服的绞索;4.手指出现固定的畸形。正常滑车超声上显示为薄带状回声(图2-46)。扳机指时超声可见环状韧带显著增厚,呈低回声(图2-47)。

【治疗操作】 患者可取仰卧位或坐位,手掌朝上,手背下方可垫一软枕。穿刺采取长轴切面法,探头纵切放置在掌指关节处,显示指屈肌腱长轴和位于其浅侧的A_1环状韧带。穿刺针自远侧向近侧进针,穿刺靶目标为位于A_1环状韧带远侧端的深方、指屈肌腱浅侧的指屈肌腱腱鞘内,注入药物时可见药物向腱鞘的近侧和远侧扩散(图2-48)。

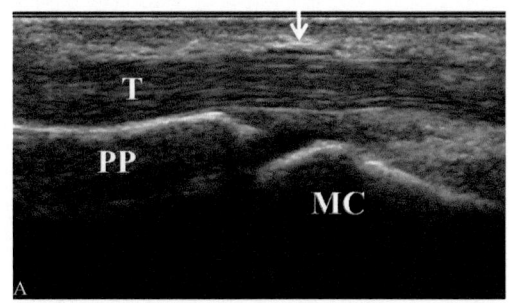

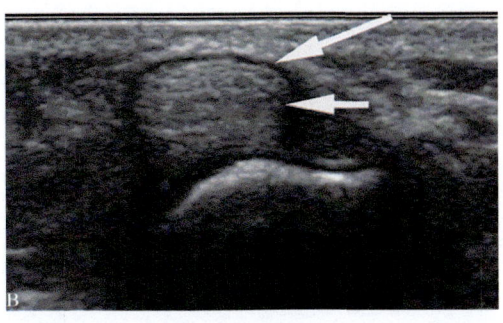

▲ 图2-46 正常指屈肌腱滑车

A.纵切面显示第2掌指关节处A_1环状韧带（箭），呈低回声，其深部为指屈肌腱。MC.掌骨头；PP.近节指骨；B.横切面显示第2掌指关节处A_1环状韧带（长箭），呈低回声，其深部为指屈肌腱（短箭）

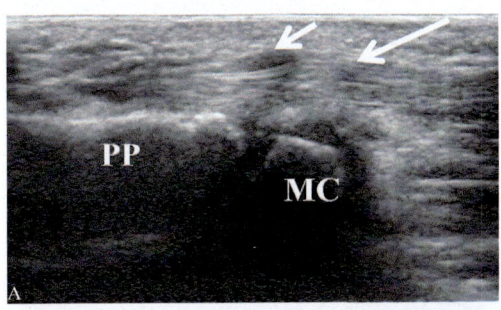

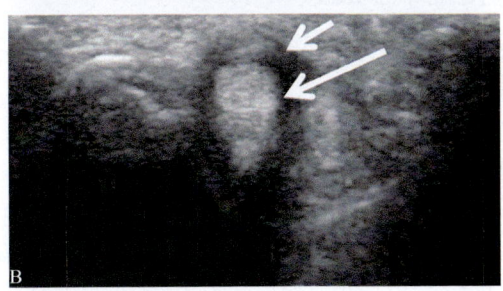

▲ 图2-47 拇指扳机指

A.纵切面显示拇指掌指关节处指长屈肌腱滑车增厚（短箭），长箭为拇长屈肌腱；PP.近节指骨；MC.掌骨头；B.横切面显示拇指掌指关节处指长屈肌腱滑车增厚（短箭），长箭为拇长屈肌腱

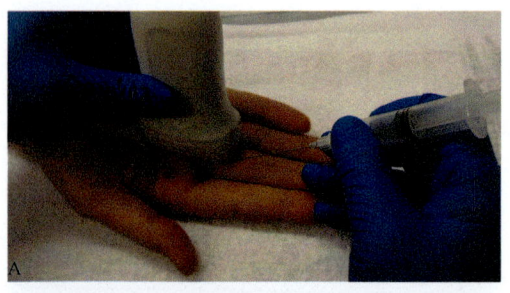
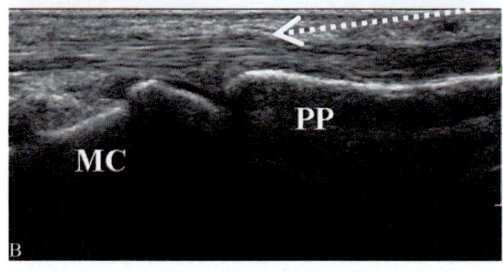

▲ 图2-48　超声引导扳机指注射治疗

A.治疗图；B.超声引导将穿刺针刺入指屈肌腱A₁环状韧带与肌腱之间的间隙，虚箭头显示为进针路径；MC.掌骨头；PP.近节指骨

五、前臂交叉综合征注射治疗

【适应证】　前臂远段拇长展肌腱、拇短伸肌腱与桡侧腕长伸肌、桡侧腕短伸肌肌腱交叉处的腱鞘炎。

【局部解剖与病理】　于桡骨远端近侧5～10cm处，拇长展肌腱和拇短伸肌腱跨越桡侧腕长伸肌腱和短伸肌腱的浅侧向桡侧走行至拇指。腕部反复的伸屈活动可导致该肌腱交叉处软组织水肿增厚和腱鞘内积液。

【治疗操作】　患者仰卧位或坐位，手掌朝下。探头横切放置在前臂远段，显示腕背侧第1腔室内伸肌腱与第2腔室内伸肌腱交叉处。穿刺可采用长轴切面方法，穿刺针自桡侧向尺侧进针，目标为第1腔室内伸肌腱与第2腔室内伸肌腱之间的组织间隙（图2-49）。

- 注意桡神经浅支和桡动脉的位置，穿刺时勿将其损伤。

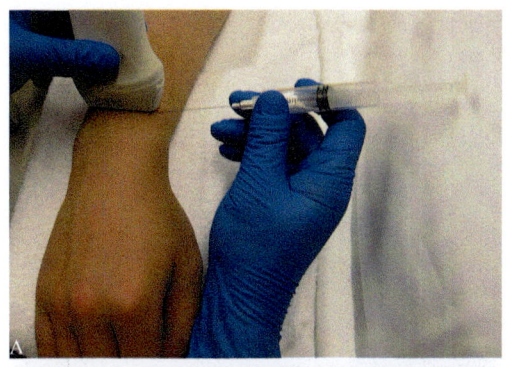
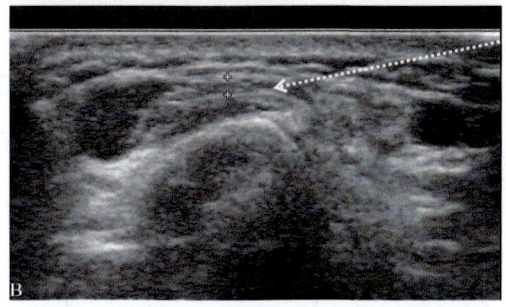

▲ 图2-49 超声引导前臂交叉综合征注射治疗

A.治疗图；B.超声引导将穿刺针刺入拇长展肌腱和拇短伸肌腱（标尺）与其深侧的桡侧腕长伸肌腱和短伸肌腱之间的间隙；虚箭为进针路径

六、掌指关节和指间关节注射治疗

【适应证】 掌指关节和指间关节炎。

【局部解剖与病理】 掌指关节由掌骨头和近侧指骨底构成的滑膜关节，可做屈、伸、收、展和环转运动。指间关节由相邻两个指骨间的关节面所构成，关节囊松弛，两侧有韧带加强，仅能做屈、伸运动。

【治疗操作】 患者仰卧位或坐位，手掌朝下。探头矢状切面放置在背侧掌指关节或指间关节的偏桡侧或偏尺侧。穿刺采取短轴切面方法。如探头放置在背侧掌指关节或指间关节的桡侧，则穿刺针可从关节的桡侧向尺侧进针；如探头放置在背侧掌指关节或指间关节的尺侧，则穿刺针可从关节的尺侧向桡侧进针。超声上显示针尖短轴切面呈一点状强回声,针尖位置可由浅至深,直至到靶目标掌指或指间关节背侧关节腔(图2-50)。

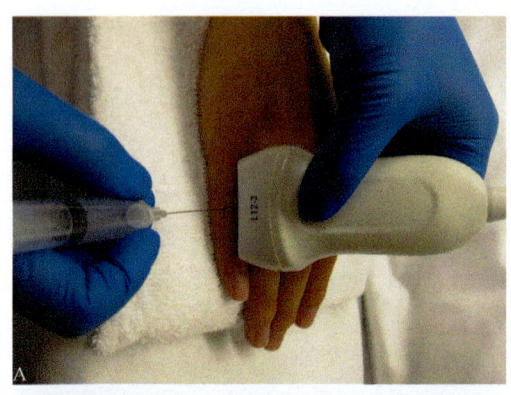

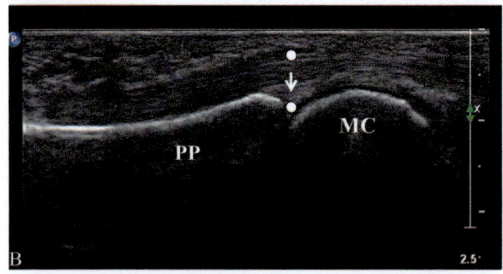

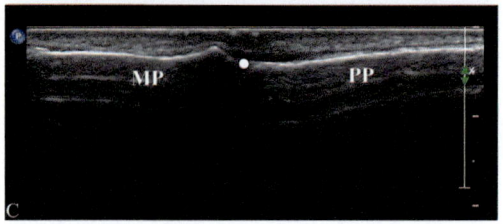

🔺 图2-50 超声引导掌指关节和指间关节注射治疗

A.治疗图;B.短轴进针法将穿刺针逐步刺入掌指关节腔内,圆点为针尖短轴位置;MC.掌骨头;PP.近节指骨;C.短轴进针法将穿刺针逐步刺入指间关节腔内,圆点为针尖短轴位置;MP.中间指骨;PP.近节指骨

第四节　超声引导髋部病变注射治疗

一、髋关节腔注射治疗

【适应证】　骨性髋关节炎、类风湿髋关节炎、强直性脊柱炎累及髋关节者等。

【局部解剖与病理】　髋关节由髋臼和股骨头构成。髋臼周缘有关节唇即髋臼唇以增加关节窝的深度。髋关节的关节囊厚而坚韧，上方附于髋臼唇，下方前面附于转子间线，后面包被股骨颈内侧的2/3，股骨颈外侧1/3在囊外。关节囊壁有韧带加强，其中最强韧的为前方的髂股韧带，其上端附于髂前下棘，下端附于转子间线，呈扇形展开。在股骨头－颈交界处可显示髋关节腔积液和关节内滑膜病变。关节腔内有积液时，股骨颈前方的关节囊可被向前推移，股骨颈与关节囊之间的距离增加（图2-51、图2-52）。

【治疗操作】　患者仰卧位，髋部处于中立位。探头斜纵切放置在股骨头和股骨颈上，显示股骨颈长轴切面，并使所显示切面位于股动静脉外侧。穿刺采取长轴切面法，穿刺方向自外下至内上，靶目标为股骨头－股骨颈交界处的关节腔（图2-53）。

- 穿刺前注意扫查股神经、股动静脉，使其避开穿刺路径。
- 针尖至靶目标后，可首先注入少量生理盐水，以明确针尖是否位于髋关节腔内。证实针尖位置正确后再注入药物。

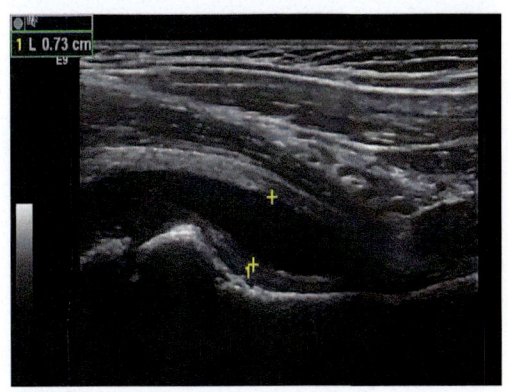

▲图2-51　超声显示髋关节腔积液（标尺）

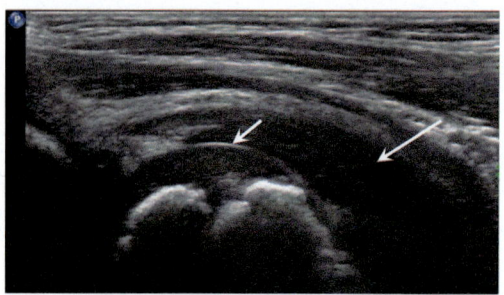

▲ 图2-52 超声显示小儿（患儿5岁）髋关节腔积液（长箭），短箭所指为股骨头软骨

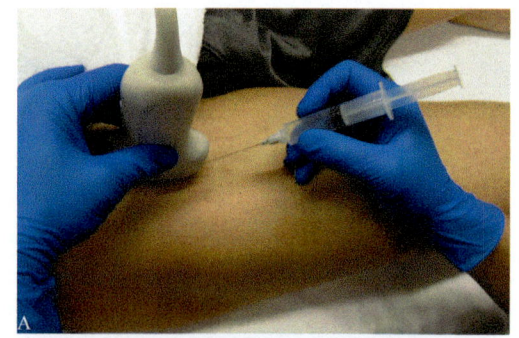

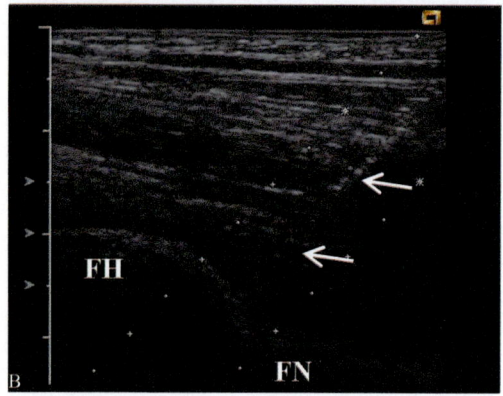

▲ 图2-53 超声引导髋关节注射治疗

A.治疗图；B.超声引导将穿刺针（箭）刺入髋关节腔内。FH.股骨头；FN.股骨颈

- 注药时实时超声观察可见髋关节腔扩张，液体可向上方关节腔内扩散。如见液体聚集在局部，则可能将药物注射在关节囊外的肌层内，此时需重新调整针尖位置。

二、髂腰肌下滑囊注射治疗

【适应证】 髂腰肌下滑囊炎。

【局部解剖与病理】 髂腰肌滑囊为髋部最大的滑囊，位于髂腰肌肌腱与髋关节前关节囊之间，有减少关节活动时肌腱与关节之间摩擦的作用。约15%的髂腰肌滑囊与髋关节相通，可为先天性或后天获得性。髂腰肌滑囊炎的病因包括类风湿关节炎、骨性关节炎、痛风和假痛风、色素绒毛结节性滑膜炎、创伤和感染等。运动中，髋关节经常的屈曲、内收、外展等动作可导致髂腰肌肌腱与股骨头或髋臼缘反复摩擦而受损。滑囊出现炎症时，超声于髋关节囊前方可见髂腰肌滑囊增大，内可见积液，伴或不伴有增生的滑膜（图2-54）。

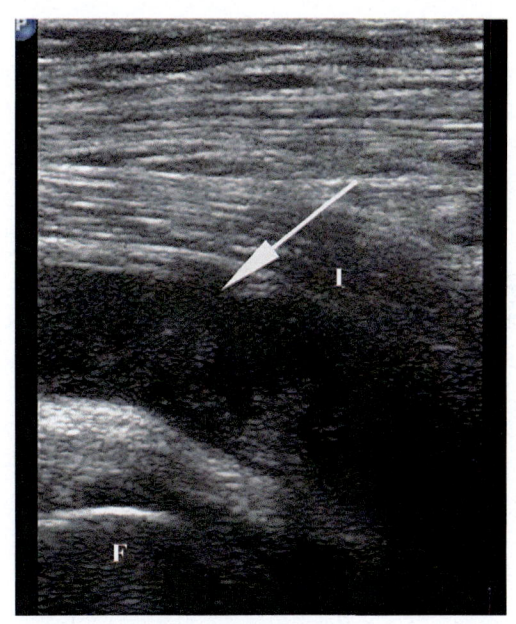

▲ 图2-54　髂腰肌滑囊积液（箭）
F.股骨头；I.髂腰肌

【治疗操作】 髂腰肌下滑囊内积液明显时,超声引导穿刺针直接刺入增大的滑囊内进行穿刺抽吸或注药治疗。穿刺路径中要避开股动静脉和股神经等重要结构。

如髂腰肌下滑囊无明显扩张但临床怀疑髂腰肌下滑囊炎时,可将穿刺针刺入位于髂腰肌肌腱和髋臼缘之间的髂腰肌滑囊内。方法如下:患者仰卧位,髋部可轻度外旋,探头首先纵切放置在股骨头和髋臼处,显示位于股骨头前方的髂腰肌肌腱(图2-55),然后探头旋转90°,横切放置在股骨头和髋臼前盂唇的内上方,此切面可见髂腰肌肌腱短轴切面。进针可采取长轴切面,穿刺针自外向内进针,靶目标为位于髂腰肌肌腱和髋臼缘之间的髂腰肌滑囊(图2-56)。

- 注意股神经和股动静脉的位置,避免穿刺损伤。

三、股骨大转子周围滑囊注射治疗

【适应证】 股骨大转子滑囊炎伴或不伴有臀中肌、臀小肌肌腱病。

【局部解剖与病理】 股骨大转子周围有数个滑囊,其作用为有助于肌腱和阔筋膜在股骨大转子处滑动。最为重要的为转子囊、臀中肌囊、臀小肌囊。转子囊最大,位于臀大肌、阔筋膜与股骨大转子外侧面、臀中肌肌腱之间。臀中肌滑囊,亦称为臀中肌下滑囊,位于大转子外侧面的前上部

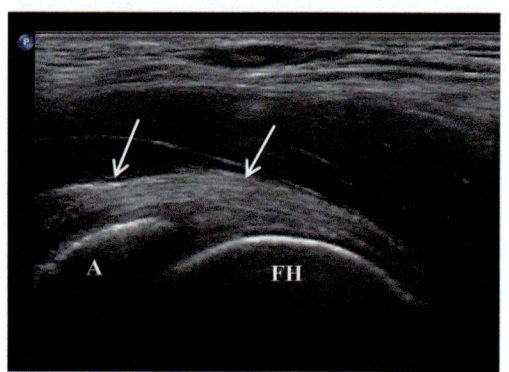

▲图2-55 纵切面显示股骨头前方的髂腰肌肌腱(箭)

FH.股骨头;A.髋臼

与臀中肌肌腱之间。臀小肌滑囊，亦称为臀小肌下滑囊，位于臀小肌肌腱止点处的前内侧。滑囊炎时，超声可见滑囊扩张，内可见积液（图2-57）。

【治疗操作】 患者侧卧位，患侧朝上，探头横切放置在股骨大转子上。穿刺采取长轴切面法，进针方向自探头后方至前方（图2-58）。如累及转子囊，则穿刺靶目标为位于大转子外侧臀大肌深面和臀中肌肌腱之间的滑囊；如累及臀中肌肌腱下滑囊，则穿刺靶目标为位于大转子外侧的前

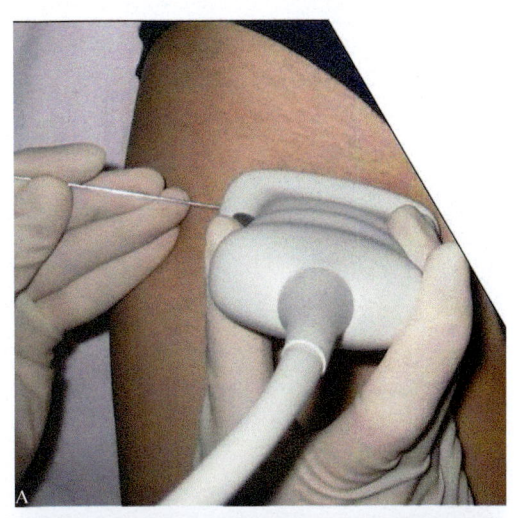

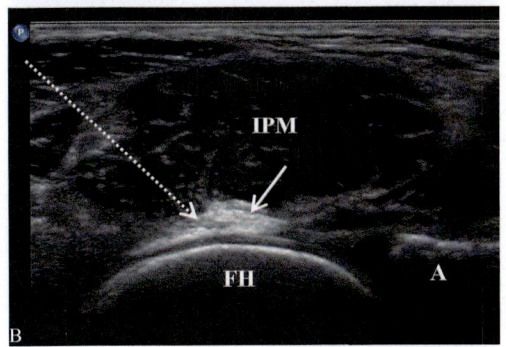

▲ 图2-56 超声引导髂腰肌下滑囊注射治疗
A.治疗图；B.超声引导穿刺针刺入位于髂腰肌肌腱（箭）与股骨头（FH）之间，虚箭为进针路径；A.髋白；IPM.髂腰肌

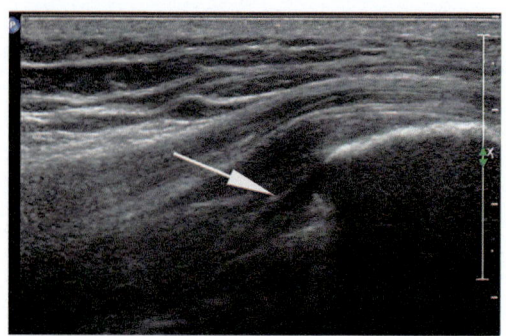

▲ 图2-57 臀中肌下滑囊炎，臀中肌肌腱下滑囊积液呈无回声（箭）

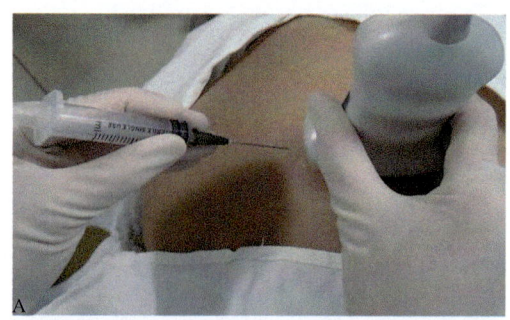

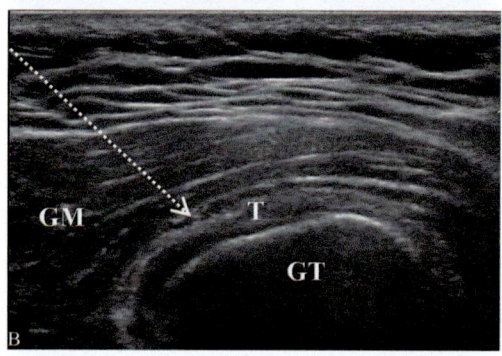

▲ 图2-58 超声引导股骨大转子周围滑囊注射治疗

A.治疗图；B.超声引导穿刺针刺入臀大肌下滑囊，虚箭头显示为进针路径；GM.臀大肌；T.臀中肌腱；GT.股骨大转子上部与臀中肌肌腱之间的滑囊；如累及臀小肌下滑囊，则穿刺靶目标为位于大转子前骨面与臀小肌肌腱之间的滑囊。

四、坐骨结节滑囊注射治疗

【适应证】 坐骨结节滑囊炎。

【局部解剖与病理】 坐骨结节滑囊位于坐骨结节与臀大肌的深面之间，其作用为减轻臀大肌和坐骨结节之间的滑动阻力。坠落时臀部着地、久坐、长时间骑马、骑自行车可导致滑囊发生炎症。滑囊炎时，超声于坐骨结节后方可见囊性包块，内为无回声，或可见沉积物呈低回声，随体位改变而移动（图2-59、图2-60）；慢性者囊壁可见增厚或可见多条分隔（图2-61）。

【治疗操作】 患者侧卧位，患侧朝上且髋关节屈曲90°。探头横切放置在坐骨结节处，穿刺采取长轴切面方法，进针自外向内。靶目标为腘绳肌腱在坐骨结节附着处与其浅侧臀大肌之间的滑囊（图2-62）。

- 注意扫查坐骨神经，避免穿刺时将其损伤。
- 髋关节屈曲可增加坐骨结节与坐骨神经之间的距离，因此，建议患者的体位采取侧卧位且患侧髋关节屈曲90°。

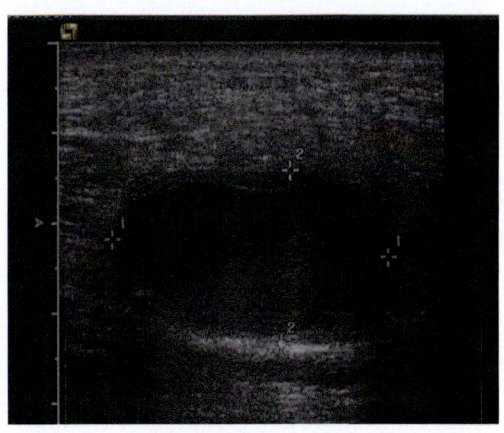

▲ 图2-59 超声显示坐骨结节滑囊积液（标尺），积液透声差

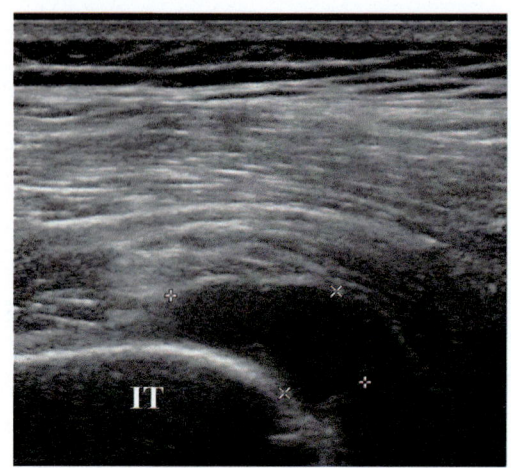

▲ 图2-60　超声显示坐骨结节滑囊积液（标尺）

IT.坐骨结节

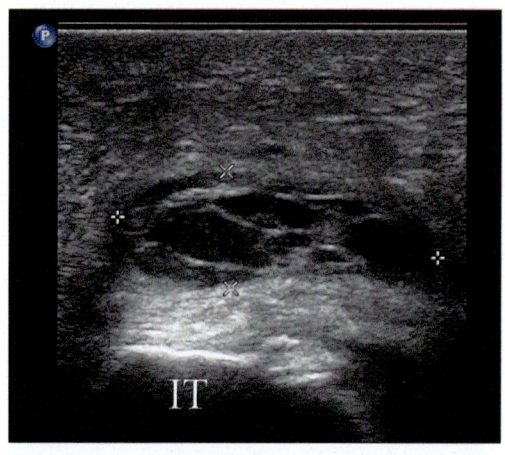

▲ 图2-61　坐骨结节滑囊炎，超声显示囊肿内可见多条分隔（标尺）

IT.坐骨结节

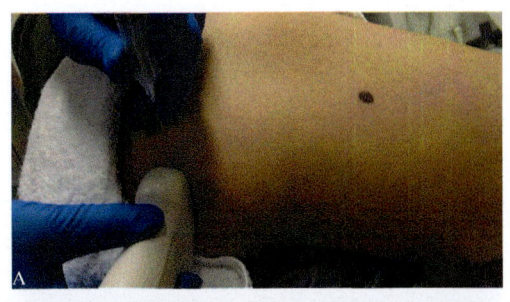
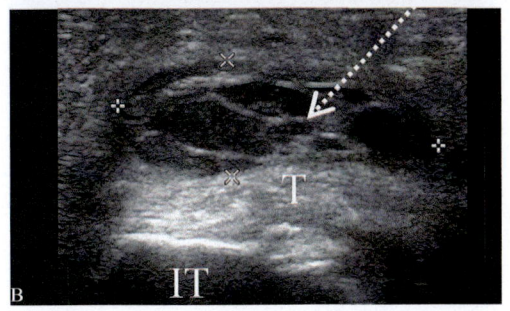

▲ 图2-62　超声引导坐骨结节滑囊注射治疗

A.治疗图；B.超声引导穿刺针刺入坐骨结节滑囊内，虚箭头显示为进针路径。IT.坐骨结节；T.腘绳肌腱

五、腘绳肌腱腱周注射治疗

【适应证】　腘绳肌腱病非手术治疗无效者。

【局部解剖与病理】　腘绳肌由股二头肌的长头、半腱肌和半膜肌组成，上端起自坐骨结节。股二头肌和半腱肌合成一个共同的肌腱起自坐骨结节的内下方，而半膜肌腱起自其外上方。腘绳肌向下跨过两个关节（髋关节和膝关节）分别止于胫骨和腓骨。股二头肌短头只跨过一个关节，即膝关节，不属腘绳肌。正常腘绳肌腱呈均匀的束状偏高回声（图2-63）。反复慢性的微小损伤可导致肌腱增厚、回声减低，腱止点处有时可见钙化（图2-64、图2-65）。

【治疗操作】　患者俯卧位或侧卧位，探头纵切放置在坐骨结节上显示腘绳肌腱长轴。穿刺采取长轴切面法，进针方向自探头下方至上方，穿刺靶目标为位于腘绳肌腱与其浅侧臀大肌之间的组织间隙（图2-66）。

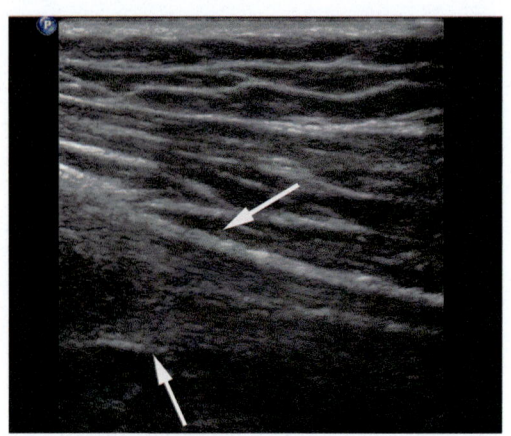

▲ 图2-63 正常腘绳肌腱,超声显示腘绳肌腱近起点处(箭)

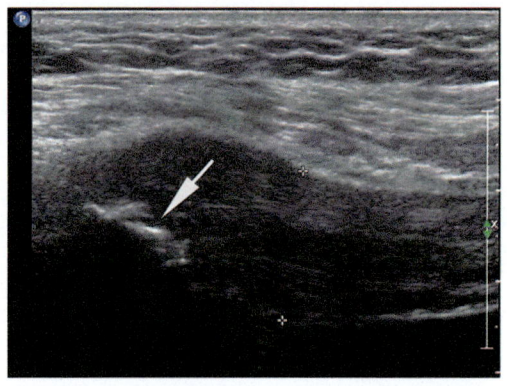

▲ 图2-64 腘绳肌腱病,腘绳肌腱显著增厚、回声减低(标尺),附着处坐骨结节表面不规则(短箭)

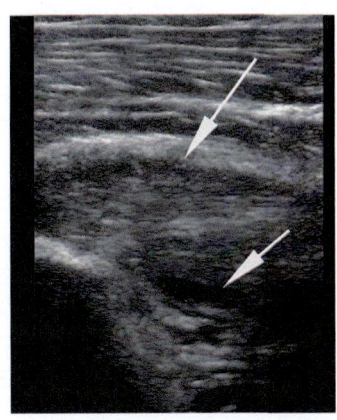

▲ 图2-65 腘绳肌腱病,显示腘绳肌腱显著增厚(长箭),内部可见微小撕裂(短箭)

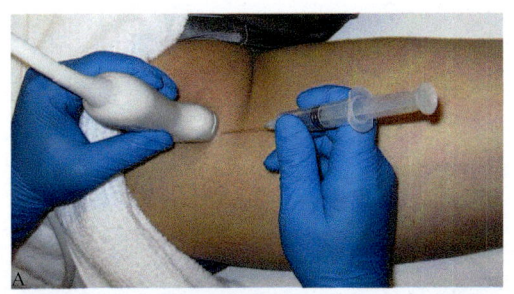

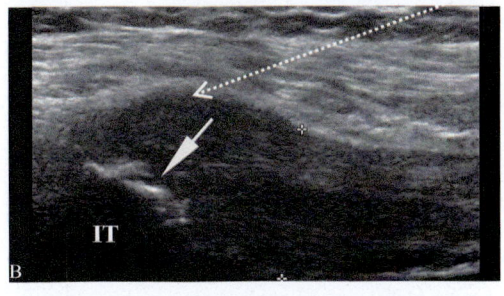

▲ 图2-66 超声引导腘绳肌腱腱周注射治疗

A.治疗图;B.超声引导穿刺针刺入腘绳肌腱(标尺)与臀大肌之间的组织间隙,虚箭为进针路径;IT.坐骨结节,短箭显示腘绳肌腱坐骨结节附着处骨皮质不平滑改变

第五节　超声引导膝部病变注射治疗

一、膝关节腔注射治疗

【适应证】　膝关节骨性关节炎、类风湿关节炎、创伤性滑膜炎等。

【局部解剖与病理】　膝关节由股骨、胫骨的内、外侧髁及髌骨构成，是人体最大、最复杂的一个关节。关节囊附于各关节面的周缘，囊的前壁自上而下有股四头肌肌腱、髌骨和髌韧带。膝关节的两侧分别有内侧副韧带和外侧副韧带加强。膝关节前部有多个隐窝，其中最大的为髌上囊。髌上囊位于髌骨上方、股四头肌肌腱深部，前方为股四头肌肌腱后脂肪垫、后方为股骨前脂肪垫。膝关节腔前部积液除位于股四头肌肌腱后方的髌上囊外，还可位于髌骨两侧隐窝（图2-67）。临床最常见的为骨性关节炎，患者常伴发关节渗液与滑膜增厚。此时，髌上囊可见扩张，内可见积液，增生滑膜呈低回声或等回声（图2-68）。

【治疗操作】　患者仰卧位，膝后垫一软枕使膝关节轻度屈曲。探头横切面放置在髌上囊处。穿刺采取长轴切面方法，进针方向自外向内，穿刺靶目标为膝关节髌上囊，其前方为股四头肌腱后脂肪垫，后方为股骨前脂肪垫（图2-69）。

- 膝关节屈曲有助于髌上囊内积液的显示。

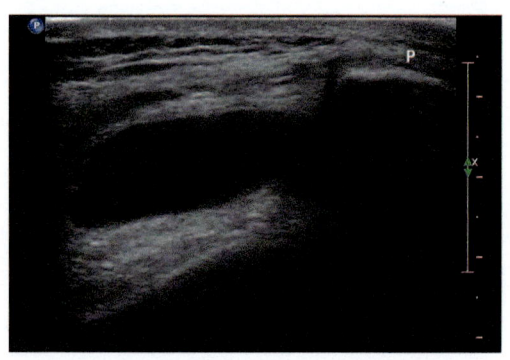

▲ 图2-67　探头横切显示髌外侧隐窝内积液

P.髌骨

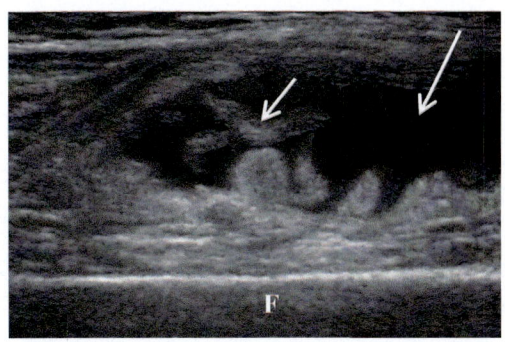

▲ 图2-68　超声显示髌上囊内积液（长箭）伴滑膜增生（短箭）

F.股骨

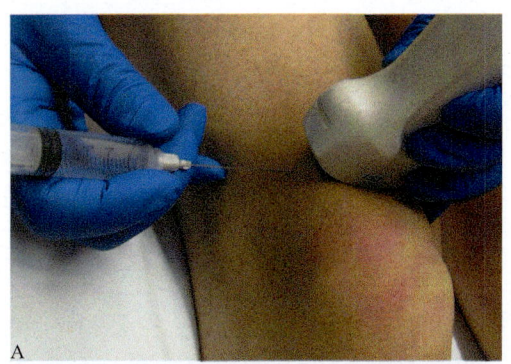

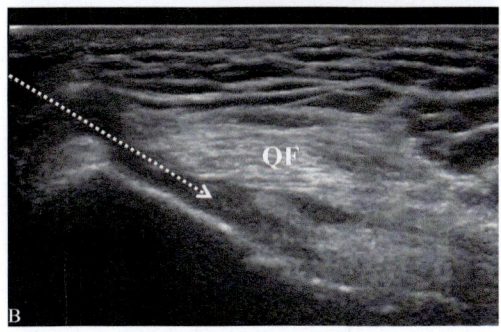

▲ 图2-69　超声引导膝关节腔注射治疗

A.治疗图；B.超声引导穿刺针刺入髌上囊内，虚箭头为进针路径；QF.股四头肌肌腱

- 当膝关节腔内积液较少时,向内、外侧移动髌骨,可见股四头肌肌腱后方脂肪垫和股前脂肪垫之间相互错动,从而有助于判断位于两者之间的髌上囊。
- 向后方按压股骨内侧髁或外侧髁可增加关节间隙从而有助于关节腔的显示。
- 如关节腔积液明显,应在无菌条件下抽出关节液后再注入药物。
- 创伤性关节腔积血时,由于血液中含有多种酶,长时间的作用会破坏关节软骨,因此,应首先抽出积血,并用生理盐水将关节内积血冲洗干净后再注入药物。

二、髌下深囊注射治疗

【适应证】 髌下深囊炎。

【局部解剖与病理】 髌下深囊位于髌腱远段与胫骨之间。正常时无液体或仅有少量液体(图2-70)。滑囊出现炎症时,髌下深囊扩张,内见积液回声(图2-71)。

【治疗操作】 患者仰卧位,膝关节轻度屈曲,探头首先纵切放置在髌骨下方显示髌韧带长轴切面,于髌韧带下端深部可见髌下深囊。滑囊有炎症时,可见囊内有多少不等的积液,或伴有滑膜增生。然后探头旋转90°横切面显示髌下深囊。穿刺可采用长轴切面方法,进针方向自外侧向内侧,或自内侧向外侧,靶目标为髌下深囊(图2-72)。

- 避免直接穿刺髌韧带。

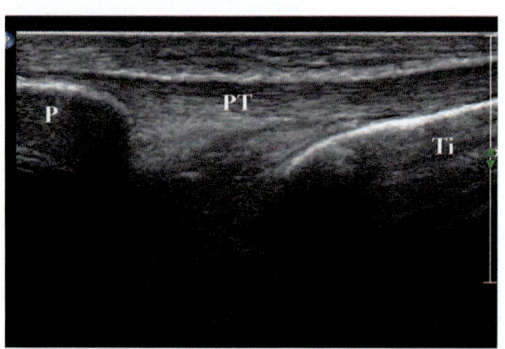

▲ 图2-70 正常髌下深囊内无液体或仅有少量液体

PT.髌腱;Ti.胫骨;P.髌骨

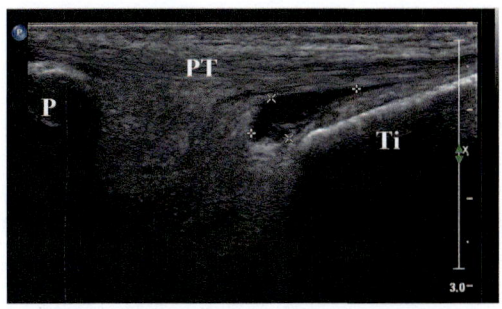

▲ 图2-71 髌下深囊积液，积液位于髌腱（PT）与胫骨上端（Ti）之间

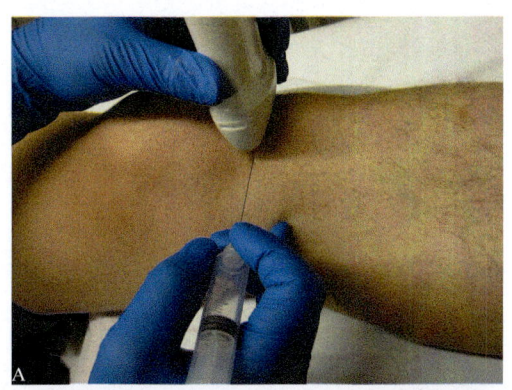

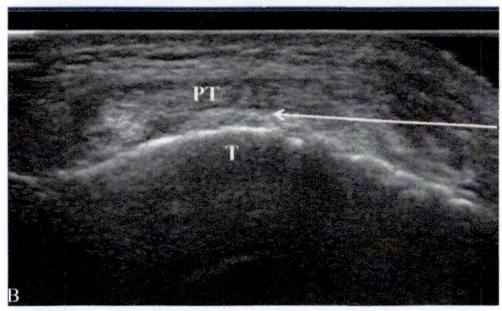

▲ 图2-72 超声引导髌下深囊注射治疗

A.治疗图；B超声引导穿刺针刺入位于髌腱远端（PT）与胫骨上端（T）之间的髌下深囊内，箭头显示为进针路径

三、髌前滑囊及髌下浅囊注射治疗

【适应证】 髌下浅囊炎、髌前滑囊炎。

【局部解剖与病理】 髌前滑囊为皮下滑囊,位于髌骨下半部、髌腱近段与皮下组织之间。髌下浅囊位于髌腱远段与皮下组织之间。局部的急慢性磨损可导致滑囊内积液、滑囊壁增厚。超声显示皮下滑囊扩张,囊内出现积液,慢性者囊壁可见增厚(图2-73、图2-74、图2-75)。

【治疗操作】 患者仰卧位,膝关节轻度屈曲,探头首先纵切放置在髌骨下方显示髌韧带长轴切面,于髌韧带上段浅侧或下段浅侧分别可见髌前滑囊、髌下浅囊。滑囊有炎症时,可见囊内有多少不等的积液,或伴有滑膜增生。探头纵切或横切放置在髌前滑囊或髌下浅囊部位。穿刺可采用长轴切面法。探头横切时,进针方向自外侧向内侧,或自内侧向外侧;探头

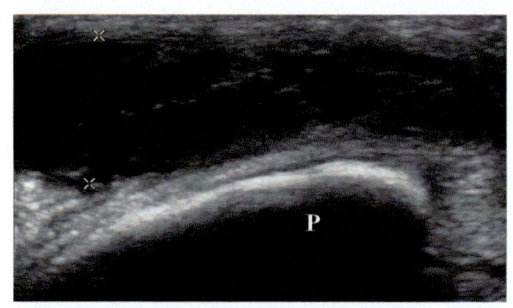

▲图2-73 超声显示髌前滑囊积液(标尺)

P.髌骨

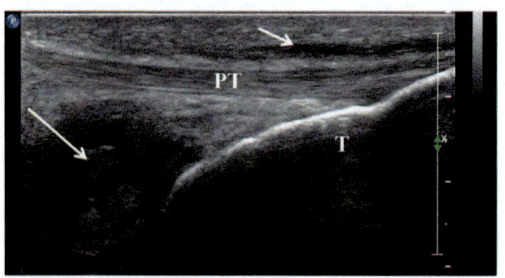

▲图2-74 超声显示髌下浅囊(短箭),位于髌腱(PT)下段浅侧

T.胫骨上端;长箭所指为髌后关节隐窝内积液

纵切时，进针方向为自下方向上方或自上方至下方。靶目标为髌前滑囊或髌下浅囊（图2-76）。

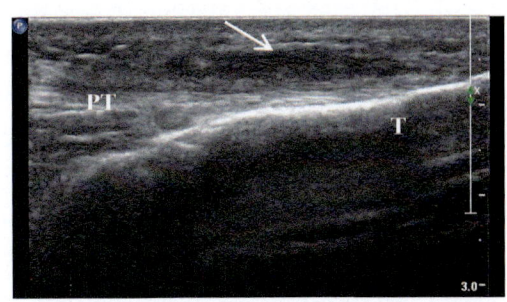

▲图2-75　超声显示髌下浅囊炎（箭），呈低回声区

PT.髌腱；T.胫骨上端

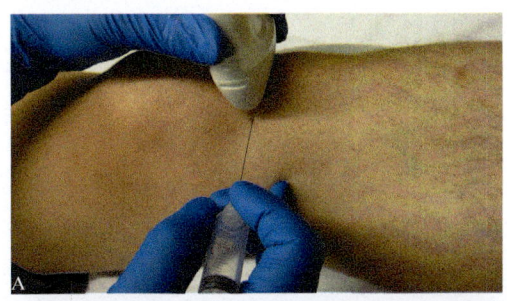

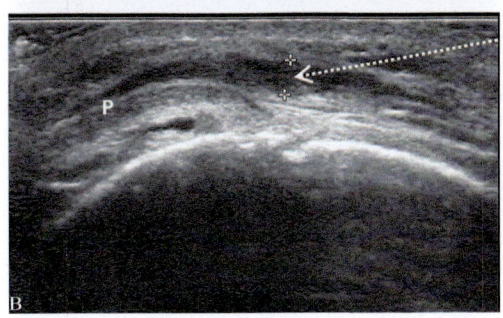

▲图2-76　超声引导穿刺针刺入髌腱浅侧与皮下之间的滑囊（标尺）内，虚箭头显示为进针路径

P.髌腱

- 应避免损伤髌韧带。
- 髌前滑囊和髌下浅囊为皮下滑囊,位置较浅,超声检查时勿用力按压;且由于位置表浅,注射皮质类固醇激素后,有导致皮肤萎缩或皮肤色素脱失的风险,应于穿刺前向患者说明。

四、髂胫束摩擦综合征注射治疗

【适应证】 髂胫束摩擦综合征。

【局部解剖与病理】 髂胫束起于髂前上棘与髂结节之间髂嵴,其前上部分两层包绕阔筋膜张肌,向下止于胫骨的Gerdy结节。髂胫束摩擦综合征为髂胫束在股骨外侧髁反复摩擦而导致其间软组织发生无菌性炎症或滑囊炎。髂胫束在股骨外侧髁处增厚,回声减低,其周围组织水肿、局部压痛。部分患者可见髂胫束滑囊扩张,内为无回声积液。

【治疗操作】 患者侧卧位,患侧朝上,膝关节适度屈曲。探头首先纵切显示髂胫束长轴,其下端止于胫骨Gerdy结节(图2-77)。在股骨外侧髁处,探头旋转90°显示髂胫束短轴切面(图2-78)。穿刺采取长轴切面法,进针方向自探头后方至前方,穿刺靶目标为位于浅侧的髂胫束和深侧的股骨外侧髁之间的组织间隙(图2-79)。

- 此部位邻近腓总神经,穿刺前应注意将其避开穿刺路径。

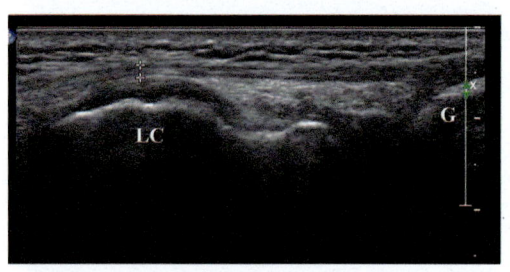

▲图2-77 超声显示髂胫束长轴(标尺)
G.胫骨Gerdy结节;LC.股骨外侧髁

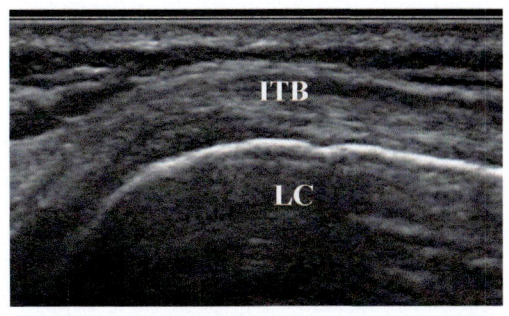

▲ 图2-78 于股骨外侧髁处，横切面显示髂胫束（ITB）短轴切面

LC.股骨外侧髁

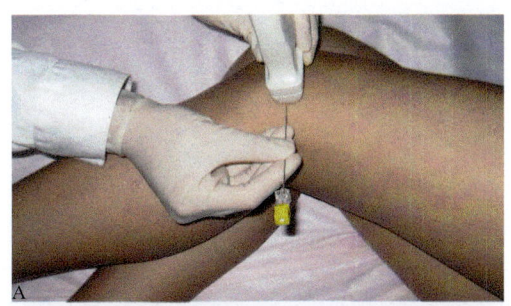

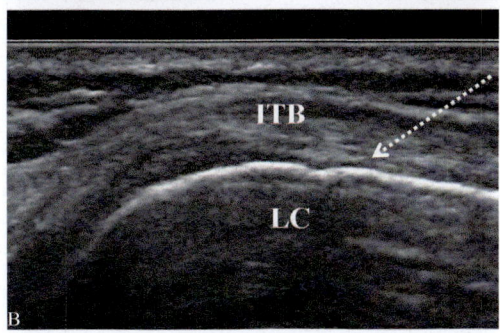

▲ 图2-79 超声引导髂胫束摩擦综合征注射治疗

A.治疗图；B.超声引导穿刺针刺入位于浅侧髂胫束和深侧股骨外侧髁之间的组织间隙，虚箭头显示为穿刺路径；ITB.髂胫束；LC.股骨外侧髁

五、鹅足腱滑囊注射治疗

【适应证】 鹅足腱滑囊炎。

【局部解剖与病理】 在胫骨内侧有3条肌腱和膝内侧副韧带附着。缝匠肌腱位于浅层,深层为相互交织的股薄肌和半腱肌纤维,膝内侧副韧带则紧贴骨面。鹅足囊位于缝匠肌、股薄肌及半腱肌的联合止点与膝内侧副韧带之间。长期跑跳可导致鹅足囊发生慢性劳损而产生炎症改变。鹅足囊炎时,于鹅足腱胫骨附着处深部可见积液,呈无回声,有时包绕鹅足腱(图2-80、图2-81)。

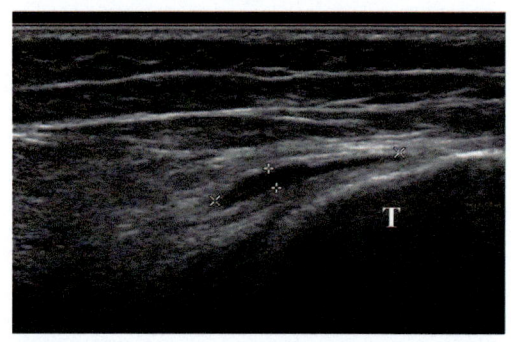

图2-80　超声显示鹅足腱滑囊积液(标尺)

T.胫骨

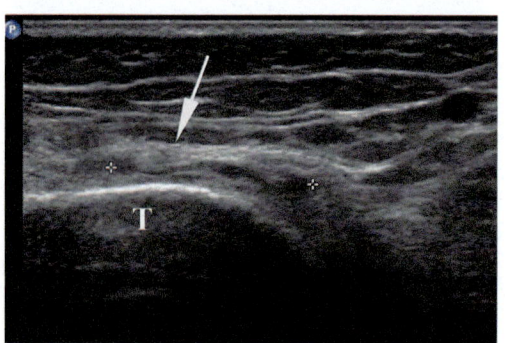

图2-81　鹅足腱滑囊积液,横切面显示鹅足肌腱(箭)深部滑囊积液(标尺)

T.胫骨

【治疗操作】 患者仰卧位,膝关节轻度屈曲,髋部略外旋,探头首先纵切放置在膝关节内侧,显示膝内侧副韧带长轴,探头沿膝内侧副韧带向下移动,直至显示鹅足肌腱的斜短轴切面,其位于膝内侧副韧带的浅侧。穿刺采取长轴切面,进针方向自探头下方至上方,穿刺靶目标为位于鹅足腱深侧和膝内侧副韧带浅侧之间的鹅足腱滑囊(图2-82)。

- 注意勿将药物注射至膝内侧副韧带和鹅足腱内部。
- 此部位邻近隐神经的分支,应注意避免损伤。

六、膝内侧副韧带滑囊注射治疗

【适应证】 膝内侧副韧带滑囊炎。

【局部解剖与病理】 膝内侧副韧带深、浅两层之间有一滑囊,正常情况下仅有极少量液体(图2-83)。反复的膝关节伸屈运动可导致两层韧带之间相互摩擦,从可损伤滑囊而产生滑囊炎,超声上显示滑囊扩张,其内可见积液(图2-84)。

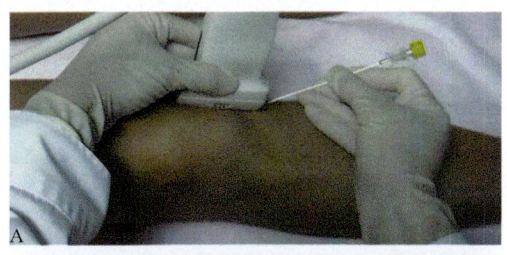
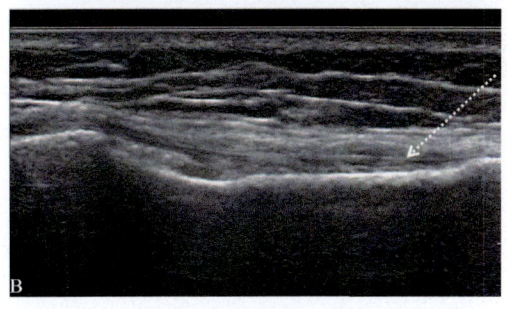

▲ 图2-82 超声引导鹅足腱滑囊注射治疗

A.治疗图;B.超声引导将穿刺针刺入位于鹅足腱深侧和膝内侧副韧带浅侧之间的鹅足腱滑囊内,虚箭头所指为进针路径

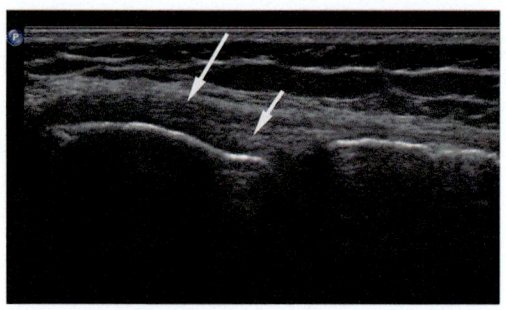

▲ 图 2-83　超声显示膝内侧副韧带深层（短箭）和浅层（长箭），滑囊即位于深层与浅层之间

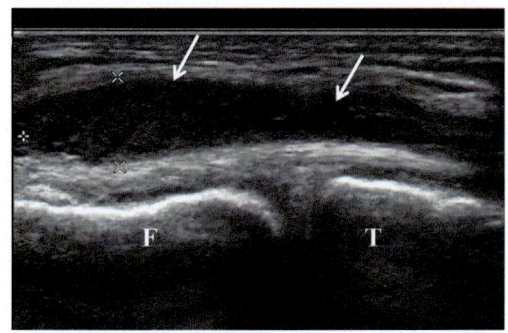

▲ 图 2-84　超声显示膝内侧副韧带深层与浅层之间的滑囊积液（箭）

【治疗操作】　患者仰卧位，膝关节外展，探头首先纵切放置在膝关节内侧，显示膝内侧副韧带长轴。穿刺采取长轴切面将药物注入膝内侧副韧带深层与浅层之间的滑囊内（图 2-85）。

七、Baker 囊肿穿刺抽吸

【适应证】　Baker 囊肿体积较大引起患者局部不适或膝关节屈伸障碍者。

【局部解剖与病理】　Baker 囊肿的颈部位于半膜肌腱与腓肠肌内侧头之间（图 2-86）。约 50% 的 50 岁以上成年人其膝关节腔与 Baker 囊肿相通，

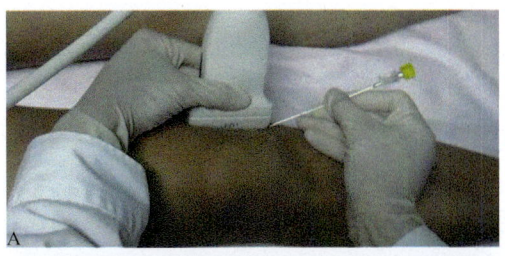
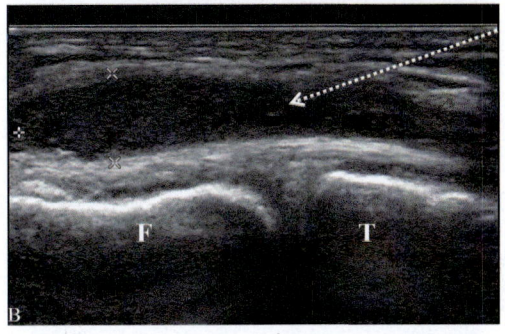

图 2-85　超声引导膝内侧副韧带滑囊注射治疗
A.治疗图；B.超声引导穿刺针刺入膝内侧副韧带滑囊内，虚箭头显示为进针路径；F.股骨；T.胫骨

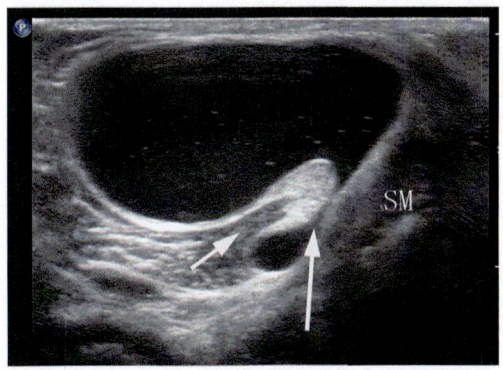

图 2-86　腘窝内侧 Baker 囊肿，横切面显示囊肿，其颈部（长箭）位于腓肠肌内侧头（短箭）与半膜肌腱（SM）之间

可能与该处的关节囊组织退变、变薄、继而穿孔及关节腔压力增高有关。成年人Baker囊肿的主要原因为膝关节腔积液，关节腔内的游离体也可出现在Baker囊肿内。

【治疗操作】 患者俯卧位，踝下垫一软枕，使膝关节略屈曲。探头纵切放置在膝后内侧的Baker囊肿处。穿刺采取长轴切面，进针方向自探头下方向上方，靶目标为Baker囊肿内部，首先将囊内积液抽出，然后根据患者具体情况而决定是否需要注入皮质类固醇药物（图2-87）。

- 由于腓肠肌内侧头肌腱与半膜肌腱走行相互倾斜，因此，一个肌腱呈高回声时，另一个肌腱可能由于各向异性假象而呈低回声，不要误诊为小的囊肿。
- 穿刺时注意腘动静脉、胫神经的位置，避免将上述结构损伤。
- 如囊内积液较稠厚，需用较粗穿刺针如16G才能将积液抽出。
- 如囊肿为多个分隔，需分次穿刺将囊内积液抽出。
- 成年人Baker囊肿常合并膝关节腔内积液，因此，应同时检查膝关节腔有无积液。如积液较多，可首先对膝关节腔内积液进行抽吸。

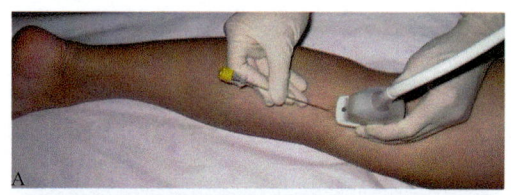

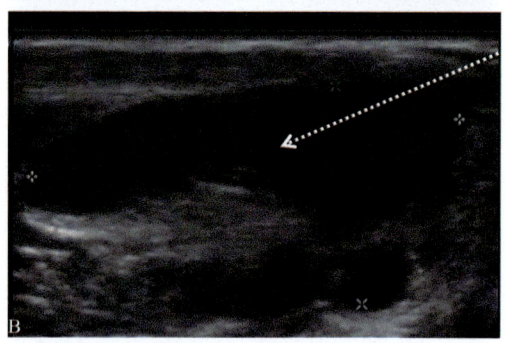

▲ 图2-87 超声引导Baker囊肿穿刺抽吸

A.治疗图；B.超声引导将穿刺针刺入Baker囊肿内，虚箭头显示为进针路径

八、上胫腓关节注射治疗

【适应证】 上胫腓关节炎、上胫腓关节扭伤等。

【局部解剖与病理】 胫腓关节位于膝外侧,为胫骨的腓关节面与腓骨头构成,有前、后韧带连接稳定。

【治疗操作】 患者侧卧位,患侧朝上,膝关节略屈曲。探头一端放置在腓骨头处,另一端斜行向上,以显示近侧胫腓关节,其浅侧为前上近侧胫腓韧带。穿刺采取短轴切面方法,进针方向自下向上。穿刺靶目标为近侧胫腓关节腔(图2-88)。

- 腓总神经自腘窝绕腓骨颈外侧向小腿前下方走行,此部位穿刺时应避免对腓总神经及其分支的损伤。

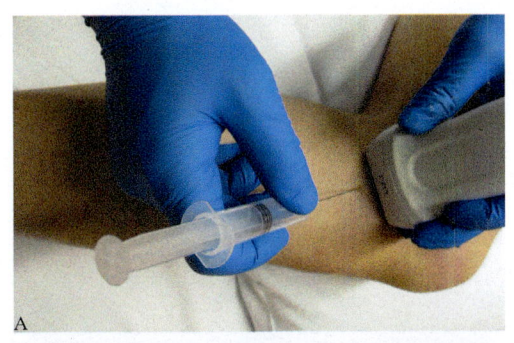
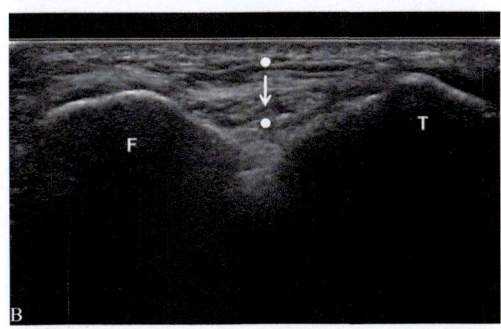

▲ 图2-88 超声引导近侧胫腓关节穿刺注射治疗

A.治疗图;B.采用短轴切面法进针,圆点为针尖横断面。T.胫骨;F.腓骨头

第六节　超声引导踝部病变注射治疗

一、踝关节腔注射治疗

【适应证】　踝关节骨性关节炎、创伤性滑膜炎等。

【局部解剖与病理】　距小腿关节，通称踝关节，由胫、腓两骨下端与距骨滑车构成。距骨滑车是距骨上端的圆形关节面，外踝的内侧面与距骨的外侧面相关节，胫骨的内踝与距骨内侧面相关节。关节囊前、后壁宽松，两侧有韧带加强。

踝关节炎可由多种原因造成，如感染、炎症、出血、色素绒毛结节性滑膜炎、滑膜骨软骨瘤病。单纯性关节腔积液时，关节囊可扩张隆起（图2-89、图2-90）；关节内滑膜增生时，可见增生的滑膜呈低回声或等回声，

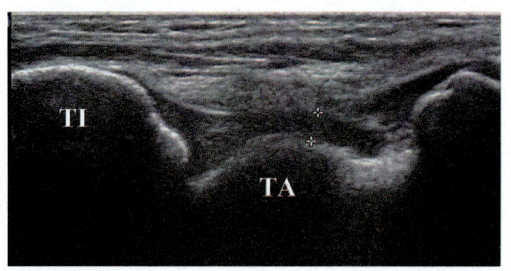

▲图2-89　踝前部纵切显示踝关节腔内积液（标尺）
TI.胫骨；TA.距骨

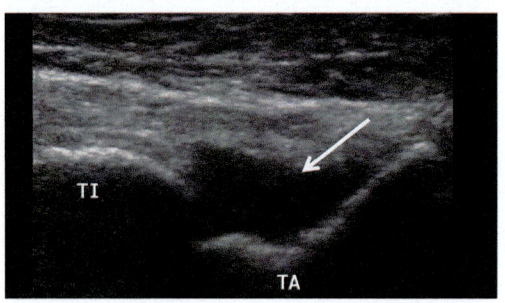

▲图2-90　踝后部纵切显示踝关节腔内积液（箭）
TI.胫骨；TA.距骨

急性期滑膜内可见丰富血流信号。

【治疗操作】 患者仰卧位,膝关节屈曲90°,足部平放在检查床上。

方法一:探头横切放置在距骨滑车上。穿刺可采取长轴切面法,进针方向自内侧向外侧,于踝前部肌腱的深方进针至踝关节腔内。靶目标为踝关节前部的关节腔内,即位于距骨滑车关节软骨与关节内脂肪垫之间(图2-91)。

方法二:探头纵切放置在踝前部胫骨前肌腱与𧿹长伸肌腱之间。穿刺可采取长轴切面方法,进针自远侧至近侧。靶目标为踝关节前部的关节腔内,即位于距骨滑车关节软骨与关节内脂肪垫之间(图2-92)。

- 踝前部有足背动脉和腓深神经经过,穿刺时应避免损伤。

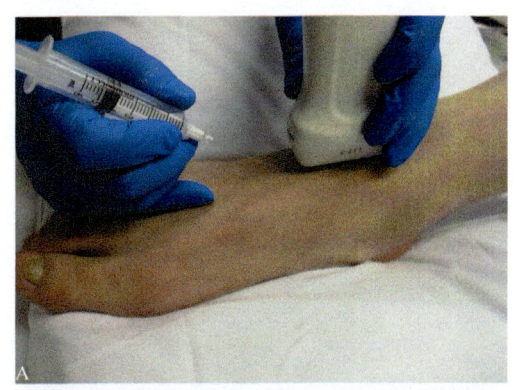

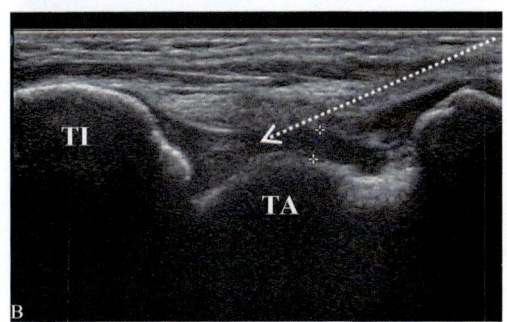

▲ 图2-91 超声引导踝关节腔注射治疗,踝前部探头纵切

A.治疗图;B.超声引导穿刺针刺入关节腔内;TI.胫骨;TA.距骨;虚箭头显示为进针路径

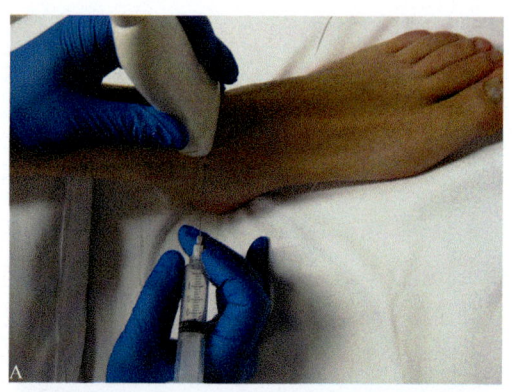

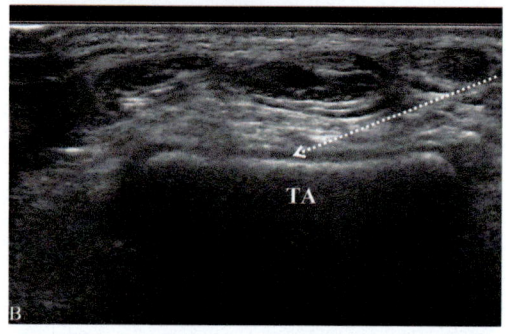

▲ 图2-92 超声引导踝关节腔注射治疗，踝前部探头横切

A.治疗图；B.探头横切，将穿刺针刺入踝关节腔内，虚箭头显示为进针路径；TA.距骨

二、腓骨肌腱腱鞘注射治疗

【适应证】 腓骨肌腱腱鞘炎。

【局部解剖与病理】 外踝后方有两个肌腱：腓骨长肌腱和腓骨短肌腱。腓骨长、短肌腱在外踝处共用一个腱鞘，正常腱鞘内可见少量液体，尤其是外踝远侧腱鞘内液体厚度可达3mm。在踝下区，腓骨长、短肌腱有各自的腱鞘。腓骨短肌腱继而向远侧止于第5跖骨底。腓骨长肌腱自外踝向远侧走行在骰骨沟内，然后转向内走行在足底，止于内侧楔骨或第1跖骨。正常腓骨长、短肌腱呈均匀的纤维状回声（图2-93）。腓骨肌腱腱鞘

炎时，腱鞘可见增厚，呈低回声（图2-93），PDI于增厚的腱鞘内可见血流信号；腱鞘内可见积液回声（图2-94）。

【治疗操作】 患者侧卧位，患侧朝上，探头横切放置在外踝后方腓骨肌腱处，上下移动探头显示腱鞘病变最明显处。穿刺可采取长轴切面法，进针方向为从前向后（图2-95）。

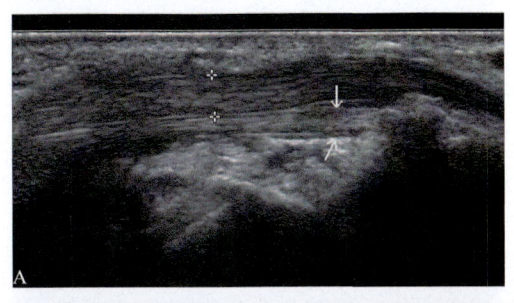

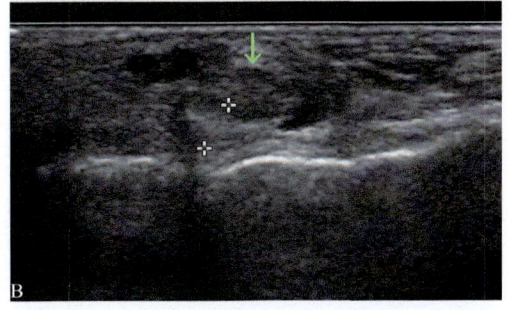

▲ 图2-93 外踝处正常腓骨长、短肌腱
A.纵切面显示腓骨长肌腱（标尺）、腓骨短肌腱（箭）；B.短轴切面显示腓骨长肌腱（箭）和腓骨短肌腱（标尺）

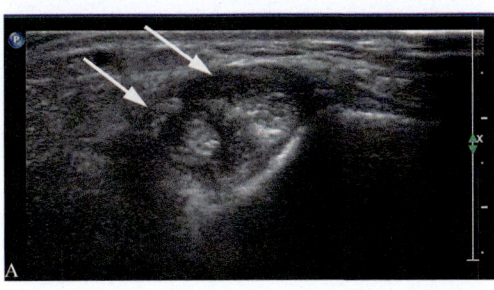

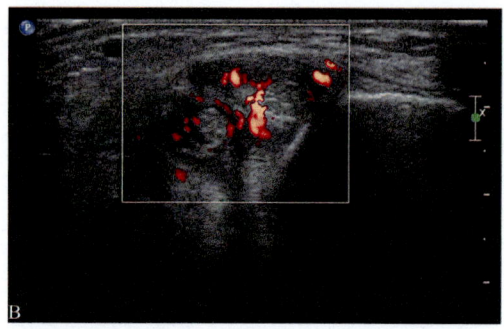

▲ 图2-94 腓骨长、短肌腱腱鞘炎
A.横切面显示腓骨长、短肌腱增粗,腱鞘增厚(箭);B.PDI显示肌腱及腱鞘内均可见丰富血流信号

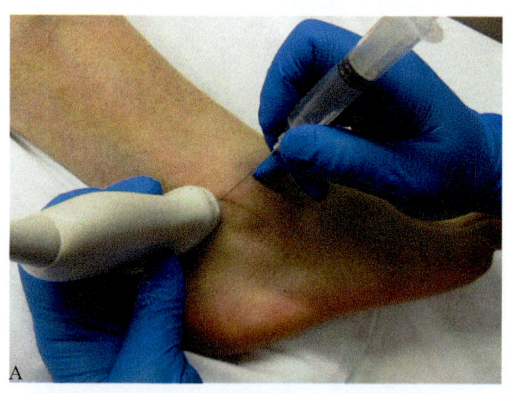

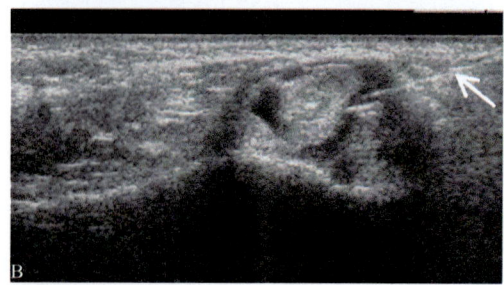

▲ 图2-95 超声引导腓骨肌腱腱鞘注射治疗
A.治疗图;B.超声引导穿刺针(箭)刺入腓骨长、短肌腱总腱鞘内

三、足底筋膜注射治疗

【适应证】 足底筋膜炎。

【局部解剖与病理】 足底筋膜几乎覆盖整个足底,其跟骨附着处较窄,而远段较宽,包括较厚的中心部和较薄的内侧部分和外侧部分。足底筋膜炎为足底筋膜及其周围组织的慢性无菌性炎症。肥胖、长时间负重站立、扁平足、有骨刺生成等是常见的诱发因素。正常足底筋膜超声上呈均匀的带状偏高回声(图2-96)。足底筋膜炎时,超声显示足底筋膜在跟骨附着处增厚、回声减低,多见于内侧足底筋膜,常伴有跟骨骨赘形成(图2-97)。

【治疗操作】 患者侧卧位,患侧在下方。探头横切放置在足跟部,显示足底筋膜短轴切面。穿刺可采取长轴切面,进针自足内侧向足外侧,靶目标为足底筋膜起始处的浅侧及深侧(图2-98)。

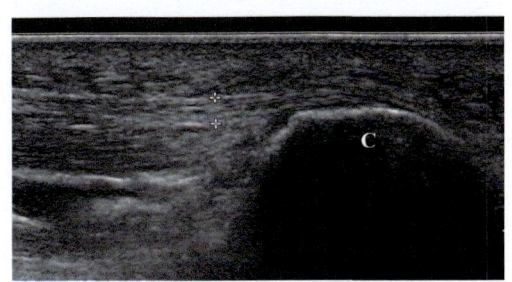

▲ 图2-96 超声显示正常足底筋膜(标尺)

C.跟骨

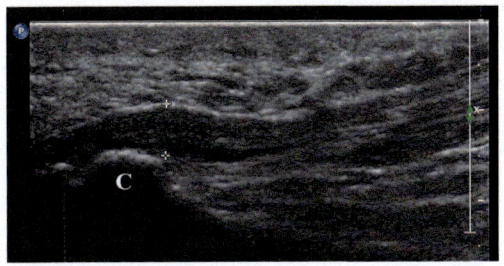

▲ 图2-97 足底筋膜炎,超声显示足底筋膜跟骨附着处稍增厚,回声减低(标尺)

C.跟骨

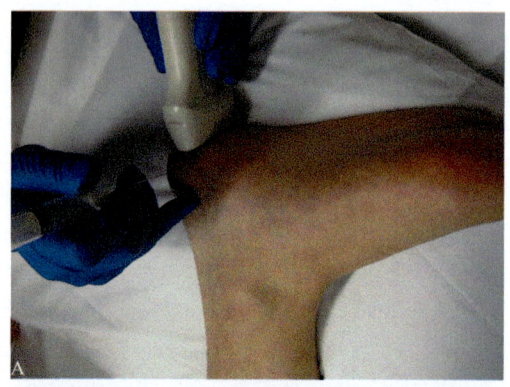
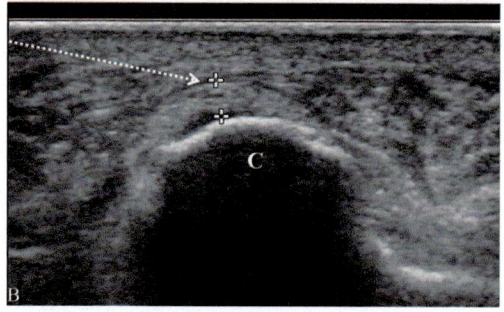

▲ 图2-98 超声引导足底筋膜注射治疗

A.治疗图；B.超声引导穿刺针刺入足底筋膜浅侧，虚箭显示为进针路径；C.跟骨

- 注意勿将药物注射在足底筋膜内。
- 注意踝关节内侧的血管和神经，避免穿刺损伤。
- 足底筋膜深侧注射治疗用于顽固性的足底筋膜炎，特别是足底筋膜浅侧注射疗效不佳或疑有足底外侧神经第一分支远侧卡压的病例。

四、第1跖趾关节腔注射治疗

【适应证】 第1跖趾关节炎。

【局部解剖与病理】 第1跖趾关节由第1跖骨远端与第1趾骨相关节。痛风常累及第1跖趾关节。正常跖趾关节无或仅有少量液体（图2-99）。第1跖趾关节滑膜炎时，超声显示第1跖趾关节囊扩张，内见积液及滑膜增生（图2-100）。

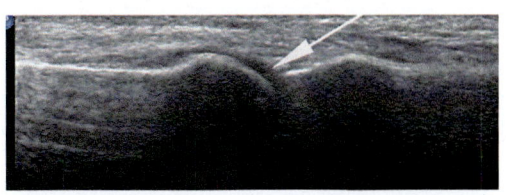

▲ 图2-99 正常第1跖趾关节（箭）

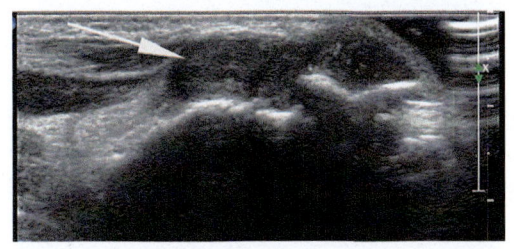

▲ 图2-100 痛风性关节炎，第1跖趾关节扩张，内见滑膜增生，呈低回声（箭）

【治疗操作】 患者仰卧位，足底平放于检查床上，探头放置在第1跖趾关节背侧面，显示其矢状位切面。穿刺采取短轴切面方法。进针方向自内向外。靶目标为第1跖趾关节背侧面关节腔内（图2-101）。

五、Morton神经瘤注射治疗

【适应证】 Morton神经瘤。

【局部解剖与病理】 足底内侧神经和足底外侧神经在跖骨底部附近分为4支趾足底总神经。趾足底总神经在前足大约走行在相邻跖骨间，于跖骨头水平从跖骨间横韧带下方通过，之后分支形成趾内、外侧支，即趾足底固有神经。

Morton神经瘤的形成被认为是趾足底总神经在跖骨间横韧带下反复磨损，后继发神经变性和神经周围纤维化所致。由于大部分人的第3趾足底总神经是由足底内侧神经与足底外侧神经共同组成，支配第3趾蹼。这种解剖特点使这支趾总神经为神经分叉所固定，即前方在第3趾蹼处分成第3趾腓侧趾固有神经和第4趾胫侧趾固有神经，后方是足底内、外侧神经的连接部，因而Morton神经瘤更多见于第3跖骨间隙。Morton神经瘤超声

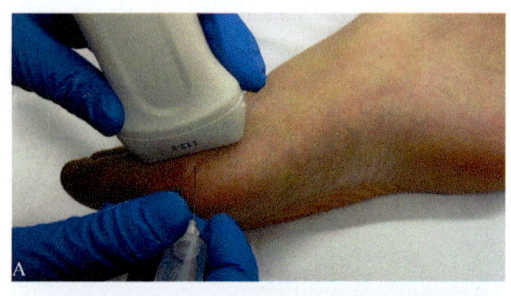

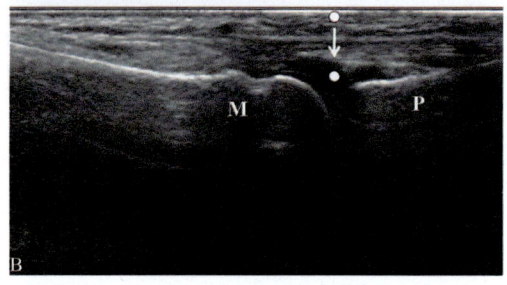

▲ 图2-101　超声引导第1跖趾关节注射治疗
A.治疗图；B.超声显示穿刺针针尖的位置，圆点提示为针尖；M.跖骨头；P.近侧趾骨

表现为跖骨头间隙低回声结节，仔细观察可见结节近端与趾足底总神经相延续，有时于结节周围可见滑囊扩张，呈液性区。

【治疗操作】　患者侧卧位，患侧在上方，探头矢状位放置在足底跖骨头间隙，显示神经瘤。穿刺采取长轴切面方法，进针方向自远侧向近侧。靶目标为神经瘤内部和（或）其周围跖骨间滑囊（图2-102）。

- 注意对足趾动静脉的识别，避免损伤。

六、跟骨后滑囊注射治疗

【适应证】　跟骨后滑囊炎。

【局部解剖与病理】　跟骨后滑囊位于跟腱和跟骨上端之间，有时其内可见少量滑液，一般不超过3mm（图2-103）。跟骨后滑囊炎时，超声显示跟骨后滑囊扩张，呈逗号状无回声或低回声，位于跟腱和跟骨后上部之间，厚度＞3mm，囊壁有时不规则增厚（图2-104）。

【治疗操作】　患者俯卧位，足部悬垂于检查床外。探头首先纵切放

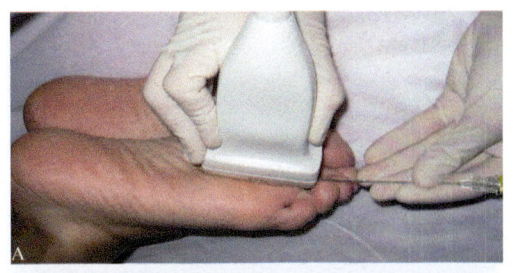
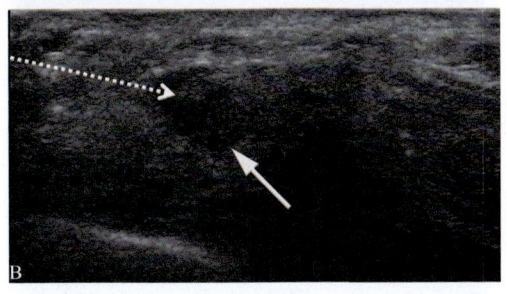

▲ 图 2-102 超声引导 Morton 神经瘤注射治疗

A.治疗图；B.超声引导穿刺针刺入跖骨头间隙的 Morton 神经瘤内，实线箭头为神经瘤，虚箭头为进针路径

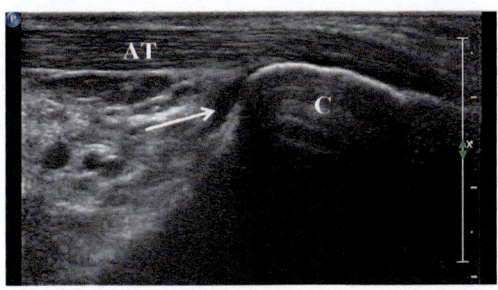

▲ 图 2-103 正常跟骨后滑囊（箭）位于跟骨（C）与跟腱（AT）之间

置在跟腱远端显示跟后滑囊。滑囊炎时，囊内可见积液。探头旋转 90°显示跟腱短轴切面及其后方滑囊。穿刺采取长轴切面方法，进针方向自外向内，靶目标为位于跟腱与跟骨后方的跟骨后滑囊（图 2-105）。

- 注意对腓肠神经的识别，避免穿刺损伤。
- 注意避免将药物注入至跟腱内部。

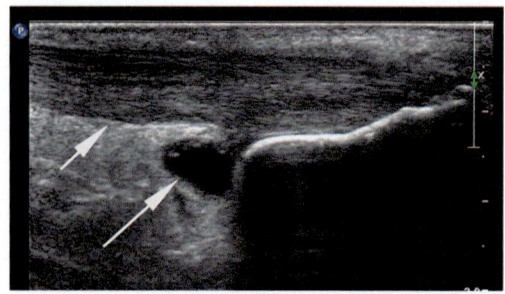

▲ 图2-104 跟骨后滑囊炎。跟骨后滑囊可见积液（长箭），同时可见跟腱增厚、回声减低（短箭）

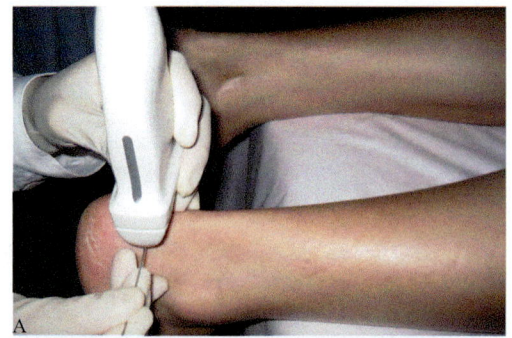

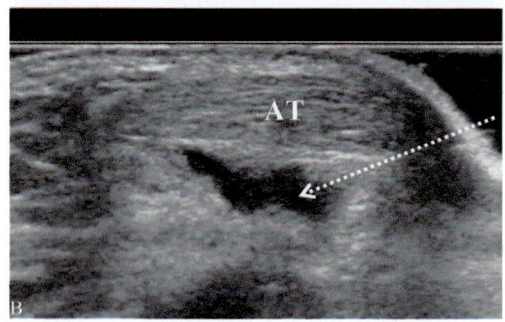

▲ 图2-105 超声引导跟骨后滑囊注射治疗
A.治疗图；B.超声引导穿刺针刺入跟骨后滑囊内，虚箭头显示为进针路径；AT.跟腱

七、跟腱后滑囊注射治疗

【适应证】 跟腱后滑囊炎。

【局部解剖与病理】 跟腱后滑囊为皮下滑囊,位于跟腱与皮下之间。后跟部位的急慢性损伤可导致滑囊水肿增厚。跟腱后滑囊炎时,超声于跟腱浅侧皮下组织内可见积液,积液紧邻跟腱跟骨后部分的浅侧。PDI有时于滑囊壁上可见丰富血流信号。超声检查此部位时,注意探头不要加压,否则皮下滑囊可被压扁而不显示。

【治疗操作】 患者俯卧位,足部悬垂于检查床外。探头首先纵切放置在跟腱远端显示跟腱及其浅侧的跟腱后滑囊。滑囊炎时,囊内可见积液。探头旋转90°显示跟腱短轴切面及其浅侧跟腱后滑囊。穿刺采取长轴切面方法,进针方向自外向内,靶目标为位于跟腱浅侧、皮下脂肪组织深方的跟腱后滑囊(图2-106)。

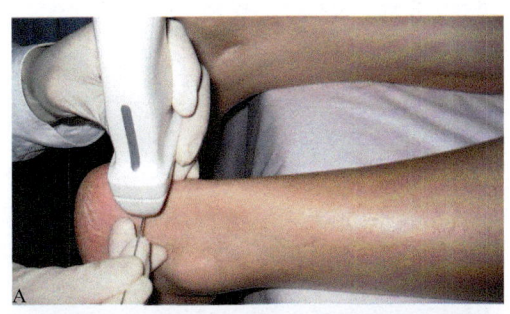

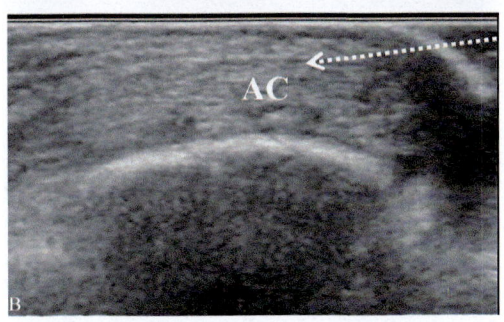

▲ 图2-106 超声引导跟腱后滑囊注射治疗

A.治疗图;B.超声引导穿刺针刺入跟腱后滑囊内,虚箭头显示为进针路径;AC.跟腱

- 跟腱后滑囊位置表浅,超声检查时勿用力按压。
- 注意对腓肠神经的识别,避免穿刺损伤。
- 注意避免将药物注入至跟腱内部。

八、跨长屈肌腱腱鞘内注射治疗

【适应证】 跨长屈肌腱腱鞘炎。

【局部解剖与病理】 解剖学上,距骨后面有两个结节:后内侧结节和后外侧结节,跨长屈肌腱走行在两结节之间(图2-107)。跨长屈肌腱腱鞘炎时,跨长屈肌腱腱鞘可见增厚,有时PDI于其内可见较丰富血流信号(图2-108)。慢性者可出现狭窄性腱鞘炎,导致跨趾弹响和僵硬。

【治疗操作】 患者俯卧位,足部悬垂于检查床外。探头横切面放置在距骨后突水平显示跨长屈肌腱短轴切面。穿刺采取长轴切面方法,进针自外侧向内侧,靶目标为跨长屈肌腱腱鞘内(图2-109)。

- 注意识别腓肠神经和胫神经、胫后动静脉,避免损伤。

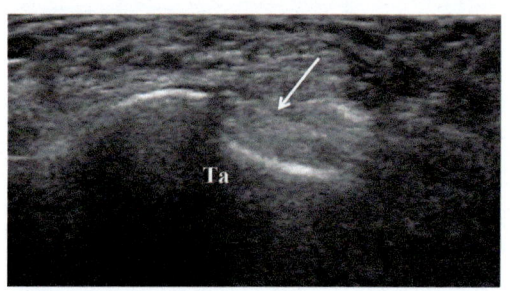

▲ 图2-107 正常跨长屈肌腱(箭)位于距骨(Ta)后内、外侧结节之间

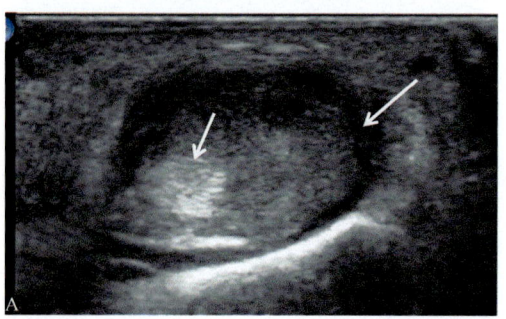

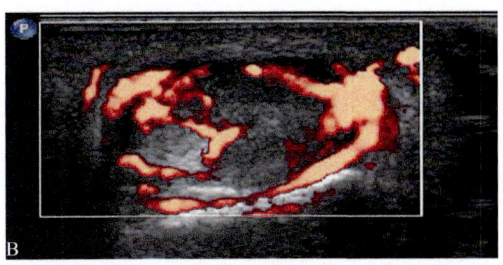

▲ 图2-108 姆长屈肌腱腱鞘炎

A.短轴切面显示姆长屈肌腱腱鞘显著扩张,内呈低回声(长箭),短箭显示姆长屈肌腱;B.PDI 于增厚的腱鞘内可见丰富血流信号

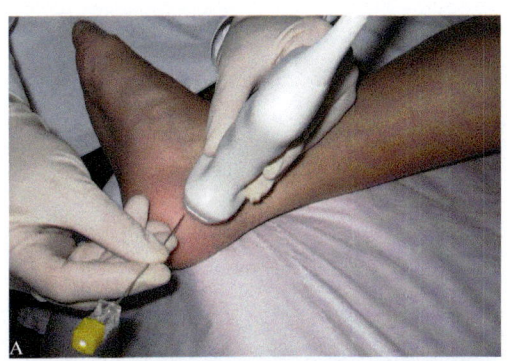

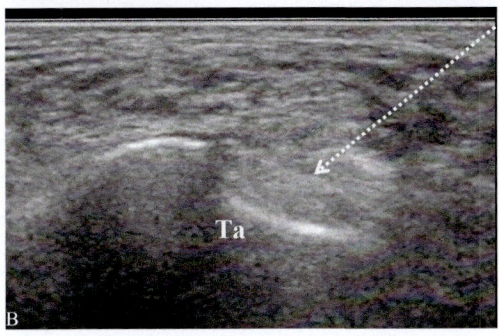

▲ 图2-109 超声引导姆长屈肌腱腱鞘内注射治疗

A.治疗图;B.超声引导穿刺针刺入姆长屈肌腱腱鞘内,虚箭头显示为进针路径;Ta.距骨

九、跗骨窦注射治疗

【适应证】 跗骨窦综合征。

【局部解剖与病理】 跗骨窦位于距跟后关节与前、中关节之间,由后内向前外走行逐渐加宽。窦底是跟骨沟,顶是距骨沟。其中的主要结构包括脂肪垫、小血管、关节囊、神经末梢、滑囊、跟距骨间韧带、颈韧带,以及伸肌下支持带的内侧、中间和外侧支。踝部扭伤后,由于颈韧带和距跟骨间韧带损伤可导致跗骨窦综合征,其典型临床表现为踝外侧和跗骨窦部慢性疼痛。超声有时可见局部软组织肿胀,内部回声不均,有时可见积液。

【治疗操作】 患者侧卧位,患侧朝上,探头横切放置在外踝前下方斜冠状切显示跗骨窦,超声显示为位于跟骨前突和距骨颈之间的软组织回声。穿刺采取短轴切面方法,进针自前向后,靶目标为跗骨窦外口处软组织(图2-110)。

十、后距下关节注射治疗

【适应证】 由后距下关节病变所致的踝后部疼痛。

【局部解剖与病理】 距下关节由两个关节腔组成:前距下关节为距跟舟关节,后距下关节为后距跟关节,两者被跗骨窦内的结构所分开。后距下关节位于距骨体下面与跟骨上面之间,在10%~20%的人群中其关节腔与踝关节腔相通。前距下关节由距骨头、舟骨和跟骨组成。

【治疗操作】

方法一(踝后部法):患者俯卧位,足部垂于检查床外,踝部背屈。探头首先纵切显示跟腱长轴,然后探头向外侧稍移动可显示位于跟骨与距骨之间的后距下关节间隙。穿刺采取长轴切面法,穿刺针自下向上进针,靶目标为后距下关节腔(图2-111)。

方法二(踝外侧法):患者侧卧位,外踝朝上。探头首先显示跟腓韧带长轴切面,然后略向前平行移动探头,以显示位于上方的距骨和下方的跟骨之间的后距下关节间隙。穿刺采取短轴切面法,穿刺针自前向后进针,靶目标为后距下关节腔(图2-112)。

方法三(踝内侧法):患者侧卧位,内踝朝上,探头一端放置在内踝处,另一端放置在跟骨载距突处,可显示位于距骨和跟骨载距突之间的距下关节腔。穿刺采取短轴切面,靶目标为距下关节腔(图2-113)。

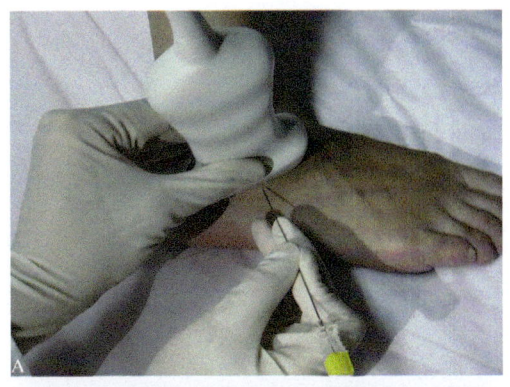

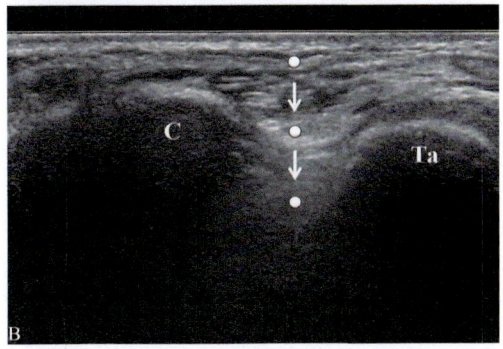

图2-110 超声引导跗骨窦注射治疗

A.治疗图；B进针采取短轴切面法，圆点显示为针尖短轴位置；C.跟骨；Ta.距骨

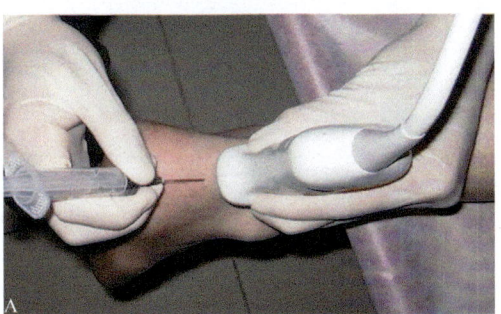

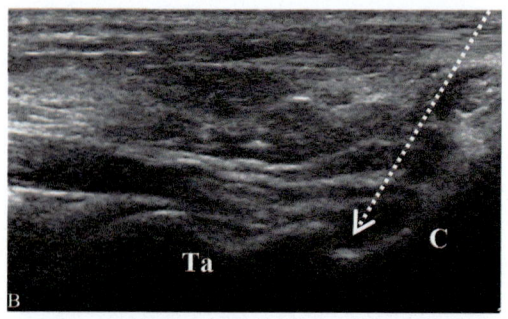

▲ 图2-111　超声引导后距下关节注射治疗（踝后部法）

A.治疗图；B.超声引导穿刺针刺入位于跟骨与距骨之间的后距下关节间隙内，虚箭头为进针路径；Ta.距骨；C.跟骨

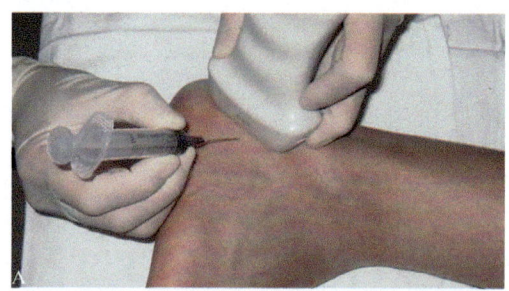

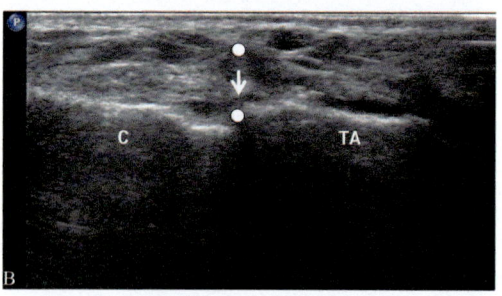

▲ 图2-112　超声引导后距下关节注射治疗（踝外侧法）

A.治疗图；B.超声引导穿刺针刺入位于跟骨（C）与距骨（TA）之间的后距下关节间隙内，圆点显示为针尖短轴位置

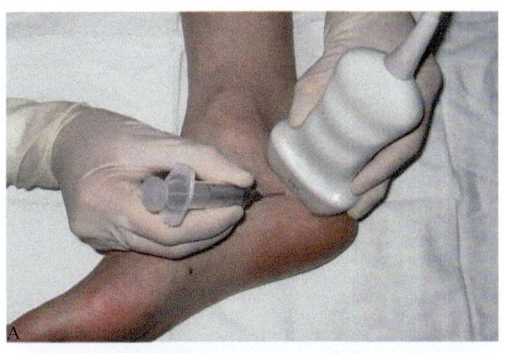

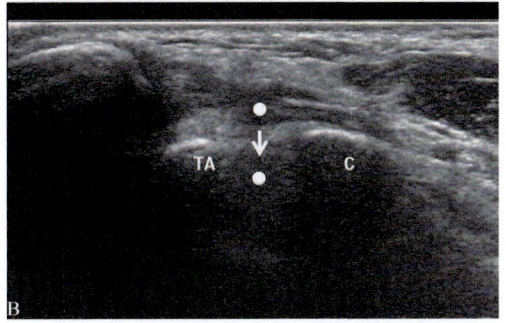

△ 图2-113 超声引导距下关节注射治疗（踝内侧法）

A.治疗图；B.超声引导穿刺针刺入位于跟骨（C）与距骨（TA）之间的后距下关节间隙内，圆点显示为针尖短轴位置

第三章 超声引导周围神经阻滞

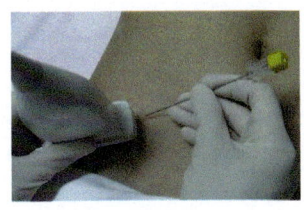

目 录

一、髂腹下神经、髂腹股沟神经、生殖股神经阻滞治疗 / 98

二、经腹横筋膜平面阻滞治疗 / 103

三、阴部神经阻滞治疗 / 104

四、股外侧皮神经阻滞治疗 / 108

五、闭孔神经阻滞治疗 / 111

六、肩胛上神经阻滞治疗 / 113

七、肋间神经阻滞治疗 / 115

一、髂腹下神经、髂腹股沟神经、生殖股神经阻滞治疗

【适应证】 髂腹下神经、髂腹股沟神经和生殖股神经由于位置表浅，在下腹部手术时易损伤，也可能被术后形成的瘢痕组织卡压而引起疼痛，如剖宫产、腹股沟疝修补、腹腔镜等手术。

由于手术或创伤所致的急性或慢性下腹部、腹股沟区或大腿内侧上部的疼痛。

【局部解剖与病理】 髂腹下和髂腹股沟神经起自T_{12}和L_1的腹侧支。此两神经自腰大肌外侧缘穿出，向下外经过腰方肌和髂肌至髂嵴，在髂嵴上方，该神经自腹壁深层向浅层穿出，穿过腹横肌而位于腹内斜肌与腹横肌之间。自此，两神经沿着各自的路径走行：髂腹下神经穿过腹内斜肌，继而在腹股沟管的上方走行于腹外斜肌与腹内斜肌之间，在腹股沟管浅环的上方穿过腹外斜肌而移行为皮支；髂腹股沟神经穿过腹内斜肌后，继而进入腹股沟管而继续前行，从腹股沟管浅环穿出。在腹股沟管内髂腹股沟神经可汇入生殖股神经，或与生殖股神经伴行。

髂腹下神经和髂腹股沟神经的走行和其穿过腹壁不同肌肉组织的部位变异较大，少数情况下其中的一个神经可完全缺如，但其较为固定的位置为髂前上棘的外上方，在此部位神经多位于腹内斜肌和腹横肌之间的筋膜间隙内。

生殖股神经起自L_1、L_2神经根，自腰大肌前部穿出，然后走行于该肌肉的腹侧，在腹股沟韧带上方分为生殖支和股支，分支的部位变异较大。股支随髂外动脉一起经过腹股沟韧带的下方，继而支配股三角的皮肤。其生殖支从腹股沟管内穿行，运动支支配提睾肌，感觉支支配睾丸。在腹股沟管内该神经与精索的位置关系变化较大，可位于精索的腹侧、背侧、下方，或提睾肌内。在女性，生殖支与圆韧带伴行，支配阴阜和大阴唇区域皮肤。

腹股沟管位于腹股沟韧带内侧半的上方，为腹前壁3层阔肌之间的一条斜行裂隙，长4～5cm，男性的精索或女性的子宫圆韧带由此通过。腹股沟管有两口、四壁，内口称腹股沟管深环，位于腹股沟韧带中点上方约一横指处，为腹横筋膜向外的突出口。外口为腹股沟管浅环。管的前壁为腹外斜肌腱膜，后壁为腹横筋膜和腹股沟镰，上壁是腹内斜肌和腹横肌的弓状下缘，下壁为腹股沟韧带。

【治疗操作】

1. 髂腹下神经、髂腹股沟神经阻滞治疗　患者仰卧位，探头可采用线阵高频探头。探头放置于髂前上棘的内上方，并垂直于髂腹下神经和髂腹股沟神经的走行方向，即垂直于腹股沟韧带，探头外缘放置于髂前上棘上或其后方的髂嵴处。在此切面，髂前上棘上或其后方的髂嵴呈一强回声结构，其内侧可见腹壁的3层肌肉组织，腹外斜肌、腹内斜肌和腹横肌。腹横肌深部可见肠管蠕动。于腹内斜肌和腹横肌之间可见髂腹下神经和髂腹股沟神经，通常神经位于髂嵴内侧1.5cm的区域内，两个神经相邻很近，髂腹股沟神经位于髂腹下神经的外侧。此两神经旁可见旋髂深动脉，应用彩色多普勒超声有利于显示此动脉。在腹内斜肌和腹横肌之间筋膜间隙的偏内侧有时可见第12肋间神经，即肋下神经。如将此神经阻滞，可导致相应区域的皮肤感觉变化。少数情况下，由于髂腹下神经和髂腹股沟神经已穿过腹内斜肌而位于腹外斜肌和腹内斜肌之间。

穿刺可采取长轴或短轴切面方法。穿刺时可将穿刺针刺入位于腹内斜肌和腹横肌之间的髂腹下神经和髂腹股沟神经旁（图3-1）。如不能直接显示此两神经，可将药物注入腹内斜肌和腹横肌之间的筋膜间隙内。可首先注入少量生理盐水，如显示筋膜间隙分开，则表示针尖位置正确，继而将药物注入该部位。

● 局部解剖标志：髂前上棘、腹壁各层肌肉、旋髂深动脉。

2. 生殖股神经的生殖支阻滞治疗　患者仰卧位，探头首先横切放置于腹股沟韧带下方以显示股动脉，继而旋转探头以显示股动脉长轴，探头向头侧移动追踪股动脉直至其入盆腔移行为髂外动脉。在此部位，于股动脉的浅侧可见一卵圆形或圆形结构，此结构为腹股沟管及其内容物。在男性，腹股沟管内为精索，有时于精索内可见动脉血流信号，为睾丸动脉和输精管动脉（图3-2）。Valsalva动作后可见其内血流信号增加，为蔓状静脉丛内血流增加所致。除动脉结构外，于精索内有时可见一管状结构，为输精管。在女性，腹股沟管内为子宫圆韧带，其在超声上难以显示。保持探头垂直于腹股沟韧带而向内侧移动，可追踪探查腹股沟管至耻骨结节处。

穿刺可采取短轴或长轴切面方法。将穿刺针刺入腹股沟管内，首先注入少量生理盐水，以进一步明确穿刺针位于腹股沟管内。然后将药物分别注入精索内部和外部（图3-3）。在女性，则将药物注入腹股沟管内。

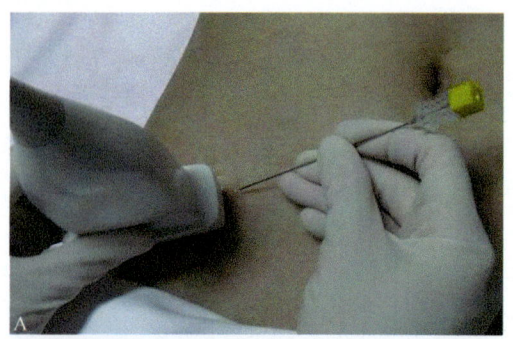
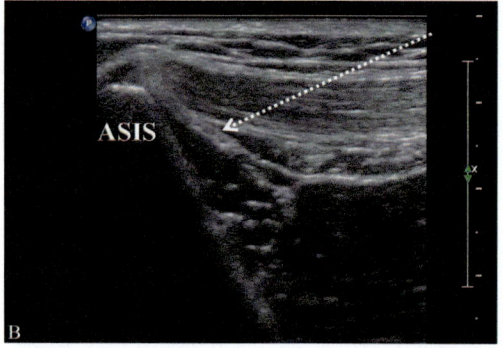

▲ 图3-1 髂腹下神经、髂腹股沟神经阻滞治疗

A.治疗图；B.长轴切面法将穿刺针刺入位于腹内斜肌和腹横肌之间的髂腹下神经和髂腹股沟神经旁，虚箭为进针路径；ASIS.髂前上棘

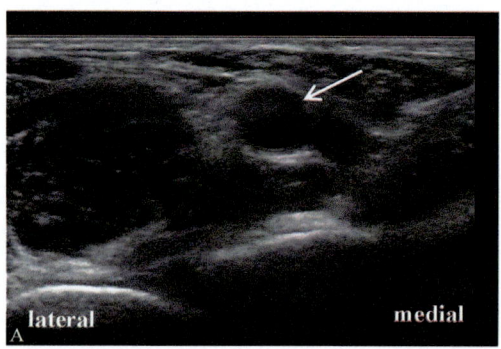

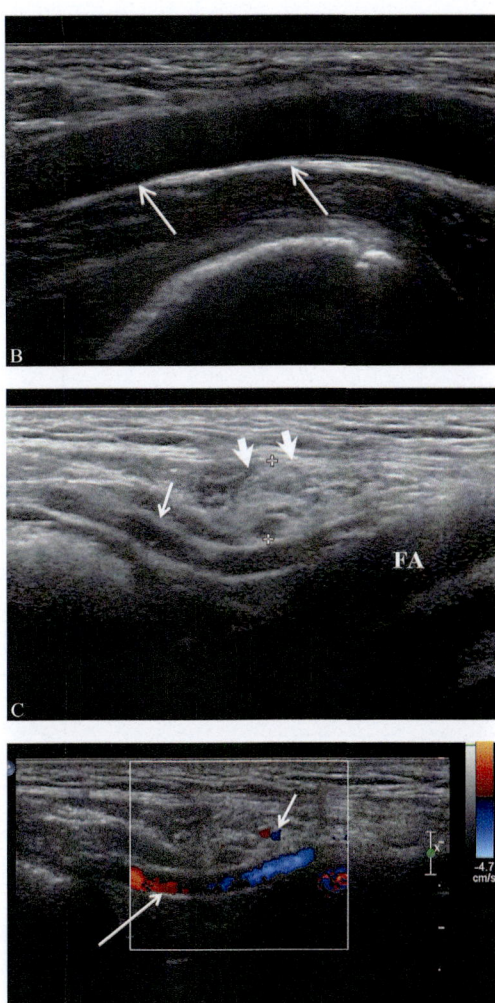

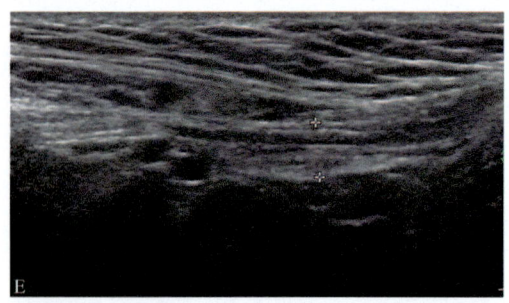

图3-2 超声显示精索结构

A.探头首先横切于腹股沟韧带下方显示股动脉短轴（箭）；medial.内侧；lateral.外侧；B.探头纵切显示髋前部股动脉长轴（箭）；C.显示腹壁下动脉（长箭）于股总动脉（FA）的起始处，其浅侧为精索横断面（短箭）；D.CDFI显示腹壁下动脉内血流信号（长箭）和精索内血流信号（短箭）；E.显示精索长轴切面（标尺）

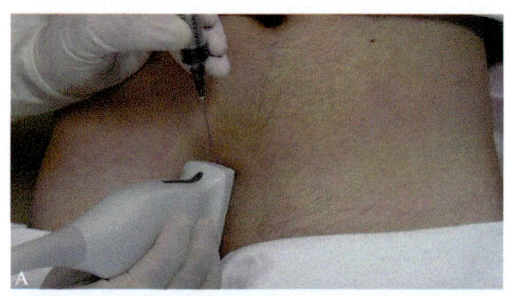

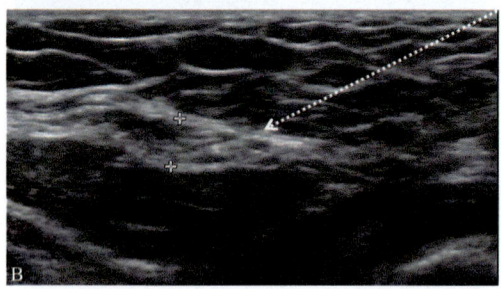

图3-3 超声引导生殖股神经的生殖支阻滞治疗

A.治疗图；B.超声引导穿刺针分别刺入精索内部和外部，虚箭头显示为进针路径

- 生殖股神经的生殖支超声较难显示，可通过显示腹股沟管而间接对其定位，因其走行于腹股沟管内。髂腹股沟神经亦可能走行在腹股沟管内。腹股沟管内在男性有精索、睾丸动脉、输精管动脉通过，在女性则有子宫圆韧带通过。男性的腹股沟管较女性在超声上容易显示。
- 局部解剖标志：腹股沟管。在男性，由于生殖股神经走行存在变异，可位于精索的外部或内部，因此，常将药物分别注入精索内部和外部。

二、经腹横筋膜平面阻滞治疗

【适应证】 经腹横筋膜平面（transversus abdominis plane,TAP）阻滞可用于下腹部的术后止痛或来源于前腹壁慢性疼痛的诊断和治疗。

【局部解剖与病理】 腹壁包括3层肌肉组织和其相应的筋膜鞘（图3-4），这些肌肉组织主要由同侧的来自T_7至L_1胸腰神经的腹侧支支配。在椎间孔分出后，走行于肋间隙，走向身体中线。在此行程中，这些神经进入位于腹内斜肌和腹横肌之间的筋膜间隙内，并与血管相伴行。在腹直肌外缘，腹外斜肌腱膜和腹内斜肌腱膜的浅层从前面包绕腹直肌并形成其前鞘，腹内斜肌腱膜的后层和腹横肌腱膜从后面包绕腹直肌并形成其后鞘。在腹直肌外缘处，胸神经的腹侧支位于腹直肌后缘和腹直肌后鞘之间，继而向内走行，然后向前穿出肌肉组织形成前皮支。第10胸神经的前皮支

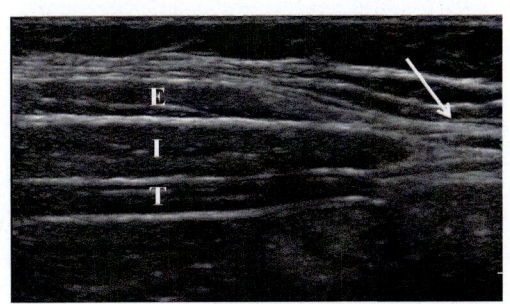

图3-4 超声显示腹前外侧壁三层肌肉组织，自浅向深部分别为腹外斜肌（E）、腹内斜肌（I）、腹横肌（T）。3层肌肉组织向内至腹直肌外侧移行为腱膜（箭）

可位于脐部，第12胸神经的前皮支支配下腹部的皮肤。髂腹下神经与髂腹股沟神经与上述神经走行相似，但在髂前上棘附近穿过腹内斜肌，支配腹股沟区域的皮肤。

【治疗操作】 患者可仰卧位或侧卧位，侧卧位时需要阻滞的一侧位于上方。可于阻滞侧腰下垫一软枕，以使腹壁皮肤绷紧以利于穿刺。超声检查时，探头放置于位于髂嵴和第12肋之间腋前线的后方，横切面显示腹壁3层肌肉组织，腹外斜肌、腹内斜肌、腹横肌及其相应筋膜，一般腹外斜肌、腹横肌较薄，腹内斜肌较厚。于腹横筋膜深部可见腹膜外脂肪组织、腹膜，腹膜深部可见随呼吸移动的肠管。

穿刺时，将穿刺针自后外向前内方向进针（图3-5）。穿刺针经过不同的筋膜层时，可有突破感，当针尖位于注射平面时，可注入少量生理盐水以进一步明确针尖位置。如针尖位于肌肉组织内，注入生理盐水后可见肌肉组织肿胀，而不是显示筋膜间隙扩张分离。由于阻滞的成功取决于局部麻醉药在腹横肌筋膜平面扩散的范围，因此，一般注射剂量为20ml。

除腋前线入路外，穿刺也可采取肋下入路。将探头斜行放置于肋弓下方，依次识别腹直肌、腹直肌鞘和腹横肌。采用长轴切面法，在探头内侧靠近剑突处进针，自内向外下，进针至腹横肌与腹直肌鞘之间。

三、阴部神经阻滞治疗

【适应证】 阴部神经阻滞可用于诊断阴部神经痛。

【局部解剖与病理】 阴部神经为含有运动和感觉神经纤维的混合神经，起自$S_{2\sim4}$的前支，经坐骨大孔出盆腔，于坐骨棘处位于骶结节韧带和骶棘韧带之间。在此水平，30%～40%的阴部神经可分为2～3支，阴部内动脉在大多数病例位于阴部神经的外侧。继而，阴部神经向前折返经坐骨小切迹和Alcock管而进入盆腔。Alcock管为闭孔内肌和肛提肌的筋膜构成的筋膜鞘，此部位亦是阴部神经常见的受压部位。继而阴部神经分为3个终支阴茎背侧支、直肠下支和会阴支而支配阴茎、阴蒂、肛周、睾丸后部、大阴唇的皮肤，亦支配肛门外括约肌和泌尿生殖三角处的深层肌肉。阴部神经支配泌尿生殖区域，包括阴蒂、阴茎、外阴和肛周，这些区域的疼痛称为阴部神经痛。坐位时可加重疼痛，非患侧卧位、站立位或坐于坐便上时疼痛可减轻。查体可发现会阴部感觉迟钝或感觉过敏、局部触痛。坐骨棘处加压可引发或加重疼痛。阴部神经痛多由于阴部神

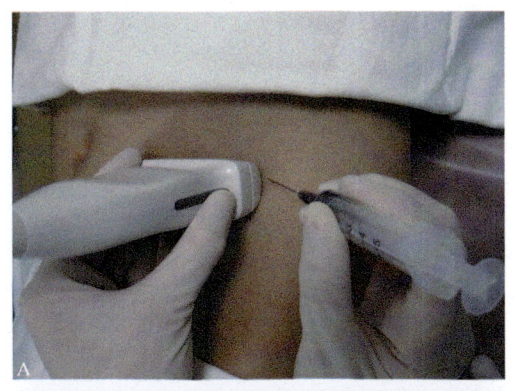

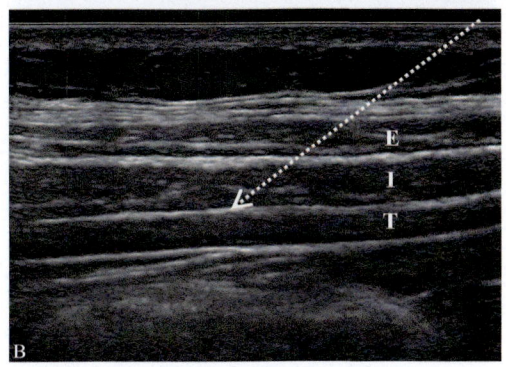

▲ 图3-5　经腹横筋膜平面注射治疗
A.治疗图；B.将穿刺针自后外向前内方向进针至腹内斜肌与腹横肌之间的筋膜间隙；虚箭头显示为进针路径；E.腹外斜肌；I.腹内斜肌；T.腹横肌

经卡压所致，其常见卡压部位为①坐骨棘水平骶结节韧带和骶棘韧带间；② Alcock管。该神经卡压的常见危险因素包括骑自行车、阴道分娩、盆腔创伤、高强度体育活动等。

【治疗操作】　患者俯卧位，可采用2～5Hz凸阵探头。超声扫查方法与梨状肌扫查方法相似。首先探头横切放置于髂后上棘，探头向下移动直至显示梨状肌。在此切面坐骨呈一强回声曲线。探头继续向下移动直至显示坐骨棘，其呈一较直的强回声，其内侧为呈高回声的骶棘韧带。骶棘韧带浅侧依次为骶结节韧带和臀大肌。坐骨棘的内侧还可见阴部内动脉，彩色多普勒可显示动脉内血流信号，阴部神经即位于阴部动脉的内侧（图3-6）。

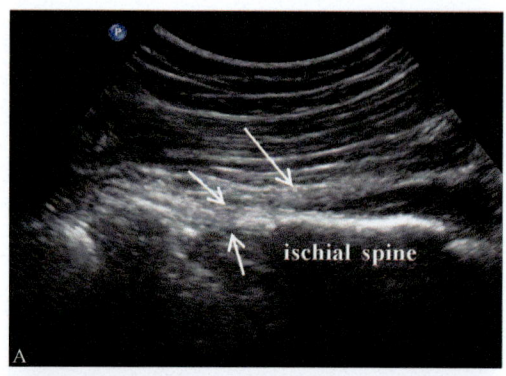

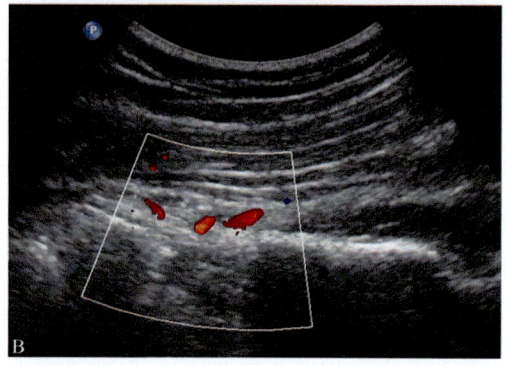

▲ 图3-6　超声显示阴部神经

A.超声显示坐骨棘内侧的骶棘韧带呈带状高回声（短箭），其浅侧为骶结节韧带（长箭）；ischial spine: 坐骨棘；B.CDFI显示位于骶棘韧带与骶结节韧带之间的阴部内动静脉血流信号，阴部神经即位于阴部动脉的内侧

在坐骨棘水平，超声引导下将穿刺针于探头内侧进针，进入骶结节韧带和骶棘韧带之间平面，穿刺针刺入骶结节韧带内时可感觉探头阻力增加，突破骶结节韧带时可感阻力降低。此时可注入少量生理盐水以进一步明确针尖位置（图3-7）。如显示注入液体在韧带间扩散，则可进一步注入药物。一般注入总量为4ml。注入时应注意观察液体是否位于阴部内动脉的内侧，而不是过多地向阴部内动脉外侧扩散。因药物过多地向外侧扩散有可能导致坐骨神经阻滞。注射后可检查同侧会阴部的痛触觉以评估阻滞

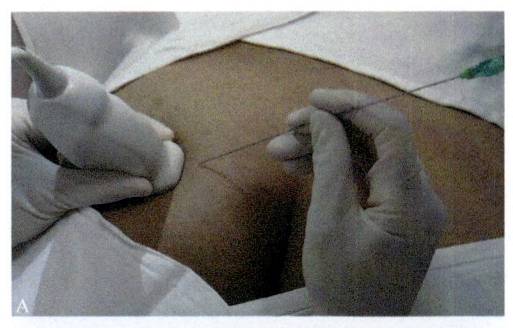

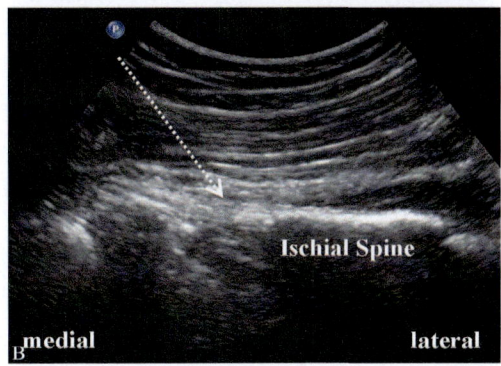

▲ 图3-7　超声引导阴部神经阻滞

A.治疗图；B.超声引导穿刺针自内向外刺入位于骶棘韧带与骶结节韧带之间的阴部内动脉内侧，虚箭显示为进针路径；medial.内侧；lateral.外侧；Ischial Spine：坐骨棘

效果。操作要点如下。

- 坐骨棘水平在梨状肌远端。
- 坐骨棘水平可显示坐骨神经和臀下动脉，其位于坐骨棘尖部的外侧。显示坐骨神经有助于避免穿刺时对坐骨神经的损伤。
- 阴部神经在坐骨棘水平超声常难以直接显示，与以下因素有关：阴部神经直径4～6mm，在坐骨棘处其位置较深，因而不能应用高频超声探头；此处的阴部神经在30%～40%的人群可分为2支或3支；阴部神经多被周围致密结缔组织或脂肪组织所包裹。但通过显示阴部神经旁的阴部内动脉、骶棘韧带和骶结节韧带可间接确定阴部神经的位置。

四、股外侧皮神经阻滞治疗

【适应证】 股外侧皮神经阻滞可用于大腿前外侧局部的术后止痛治疗，亦可用于股外侧皮神经麻痹的诊断与治疗。

【局部解剖与病理】 股外侧皮神经为纯感觉神经，起自 L_2 及 L_3 脊神经背侧支，从腰大肌外缘穿出后经过髂嵴而进入盆腔。在盆腔，股外侧皮神经于髂肌表面、髂肌筋膜的深方向下走行。于髂前上棘内侧 2～3cm 处自髂肌筋膜裂口处穿出，经腹股沟韧带下方或穿腹股沟韧带进入大腿，于缝匠肌浅侧向外下方走行，然后分为前支和后支（图3-8）。少数情况下，该神经走行变异较大，可从髂前上棘的上方或后方经过；如从髂前上棘内侧行走，其与髂前上棘的距离可为6mm至7.3cm。股外侧皮神经也可不从缝匠肌浅侧经过，而自缝匠肌内部穿过。

股外侧皮神经麻痹综合征为股外侧皮神经卡压所致的临床综合征，可为特发性，亦可由创伤所致（如髂前上棘的撕脱骨折）、盆腔和腹膜后肿瘤、躯干过伸等所致的神经牵拉伤、下肢不等长、肥胖、腰带的挤压、过紧的衣服所致。临床表现为大腿外侧皮肤疼痛或感觉异常，行走或长时间站立后疼痛可加重，而体重减轻、腹部肌肉锻炼、分娩后症状可减轻或消失。症状为大腿前外侧的疼痛、麻木和感觉异常。

【治疗操作】 检查时，患者仰卧位，探头放置在髂前上棘并平行于腹股沟韧带，探头向大腿远侧移动，可见缝匠肌短轴呈一倒三角形低回声结构，于缝匠肌浅侧或缝匠肌与阔筋膜张肌之间的脂肪垫内可见股外侧皮神经。显示股外侧皮神经短轴切面后，探头平行向上移动至髂前上棘内侧。可见股外侧皮神经位于阔筋膜与髂筋膜之间，股外侧皮神经常于此处卡压而增粗。穿刺可选择在此水平进行（图3-9）。超声引导22 G穿刺针自内向外穿刺或自外向内分别至神经的深侧及浅侧注入药物，剂量一般为5ml。

- 在超声上股外侧皮神经行程的不同部位可显示为高回声或低回声。其回声的高低与其周围组织的回声、探头的频率有关。
- 在部分股外侧皮神经麻痹患者，该神经因增粗、回声减低而易被超声所显示。
- 股外侧皮神经走行变异较大，在从髂前上棘的内侧经过时，可自腹股沟韧带的上方、下方或直接穿过腹股沟韧带；该神经也可自髂前上棘的前方或后方经过；也可在穿过腹股沟韧带之前就分为数个分支；多数

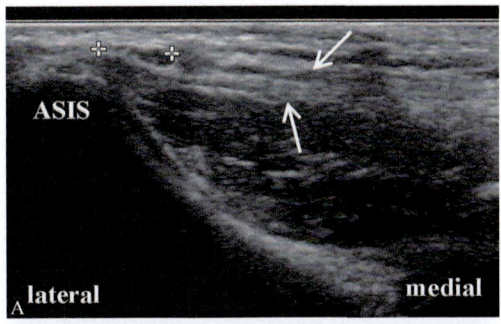
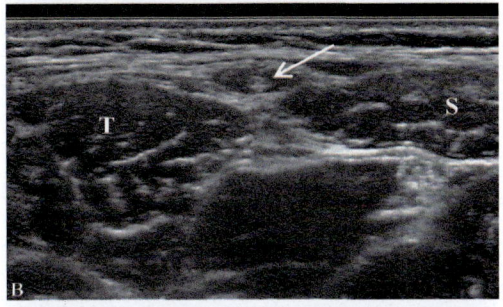
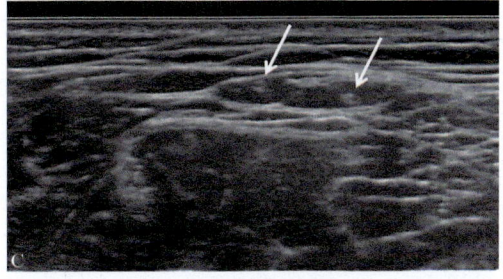

图3-8 超声显示股外侧皮神经

A.于髂前上棘处显示股外侧皮神经（标尺）位于髂前上棘内侧的腹股沟韧带（箭）内；medial.内侧；lateral.外侧；ASIS.髂前上棘；B.显示腹股沟韧带下方的股外侧皮神经短轴切面（箭），呈高回声，其周围低回声为脂肪组织；S.缝匠肌；T.阔筋膜张肌；C.探头继续向下移动，显示股外侧皮神经分为两支（箭）

情况下，股外侧皮神经在缝匠肌的浅侧下行，少数情况可经缝匠肌内部穿行。

- 连续追踪探查有助于显示和确定股外侧皮神经。在腹股沟韧带上方，神经可见位于髂肌表面；在腹股沟韧带处，可见神经位于缝匠肌和髂肌浅

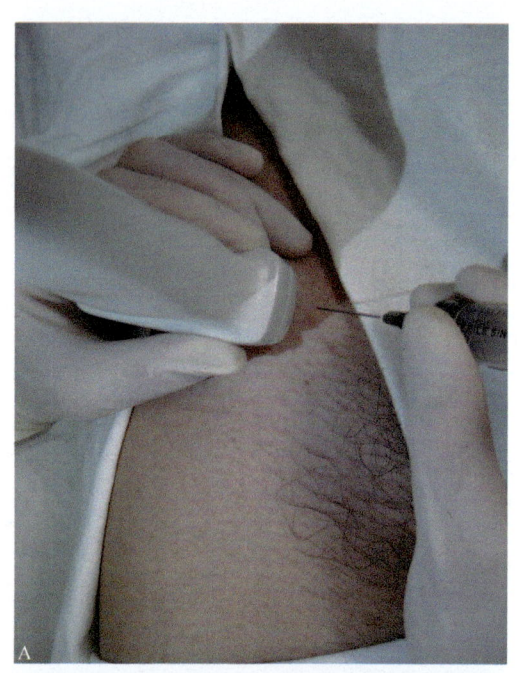

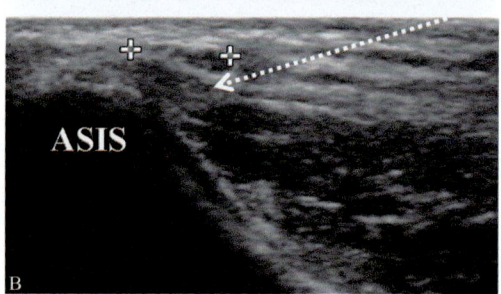

图3-9 超声引导股外侧皮神经阻滞

A.治疗图；B.超声引导穿刺针自内向外刺入股外侧皮神经旁，虚箭头显示为进针路径；ASIS.髂前上棘；标尺为股外侧皮神经

侧的筋膜间隙：浅层为阔筋膜，深层为髂筋膜；在腹股沟韧带下方，神经位于缝匠肌浅侧，或偏外侧而位于缝匠肌和阔筋膜张肌之间。可首先在腹股沟韧带的下方寻找股外侧皮神经，然后可逐渐向上或向下追踪其走行。

五、闭孔神经阻滞治疗

【适应证】 闭孔神经痛的诊断与治疗。

【局部解剖与病理】 闭孔神经起自$L_{2~4}$腹侧支的前支，沿腰大肌的后内侧下降，与闭孔动静脉伴行经闭孔进入大腿内侧，然后分为前支和后支。前支位于耻骨支和长收肌的后方、短收肌和闭孔外肌的前方，支配大腿内收肌群的浅层（如长收肌、短收肌、耻骨肌和股薄肌），并发出关节支支配髋关节囊的前内侧、皮支支配大腿后内侧的皮肤区域。后支走行于短收肌后方、大收肌前方，支配大腿内收肌群的深层（如闭孔外肌、大收肌、短收肌），关节支支配膝关节的后部（图3-10）。

闭孔神经痛者，可表现为腹股沟、大腿内侧疼痛，也可表现为膝内侧疼痛，有时还伴有髋部内收肌群无力和大腿内侧感觉异常。闭孔神经痛的病因有多种，包括创伤、闭孔疝、盆腔肿瘤或手术、髋部手术、腹膜后血肿、怀孕或分娩等。

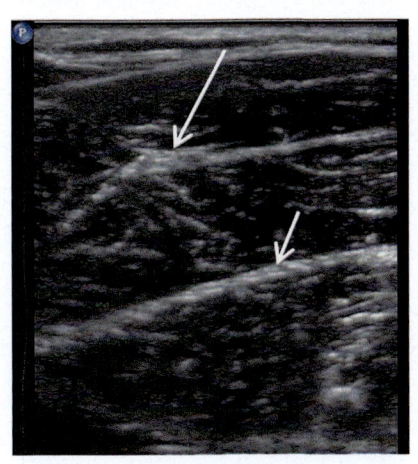

▲图3-10 大腿内上部横切显示闭孔神经深支（短箭）和浅支（长箭）

【治疗操作】 患者平卧位,膝关节伸直,髋部轻度外展外旋。超声横切放置在腹股沟韧带的下方,在股动静脉内侧显示大腿内收肌群。于耻骨肌和长收肌的后方、短收肌的前方寻找闭孔神经的浅支,于短收肌后方、大收肌前方寻找闭孔神经的深支。穿刺可采取短轴切面法,首先进针至闭孔神经深支进行注射,然后再将穿刺针撤出少许,进针至闭孔神经浅支进行注射(图3-11);亦可采取长轴切面自探头外侧向内侧进针。

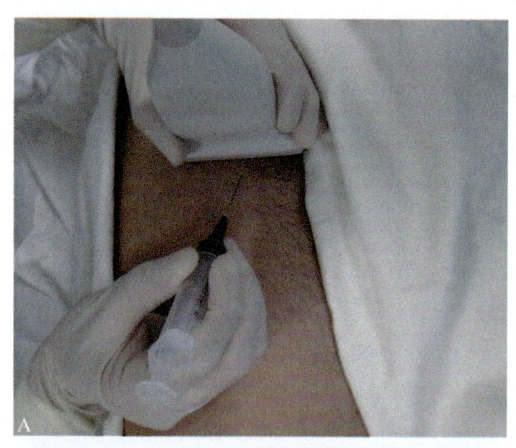

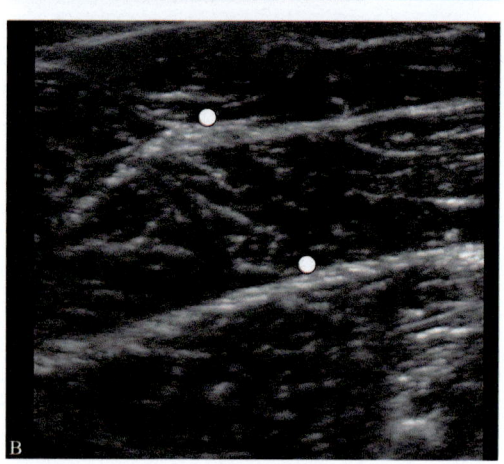

▲ 图3-11　超声引导闭孔神经阻滞

A.治疗图;B.穿刺采取短轴切面法,靶目标(圆点)分别为闭孔神经深支和浅支

- 闭孔神经分支常与动静脉伴行。
- 闭孔神经有效阻滞后,内收肌群肌力显著下降,但不会完全消失,因内收肌群中耻骨肌由股神经支配,大收肌的部分由坐骨神经支配。

六、肩胛上神经阻滞治疗

【适应证】 可用于治疗肩部慢性疼痛,如粘连性肩关节囊炎、类风湿关节炎、肩袖病变、肌筋膜疼痛综合征;肩部外伤或术后疼痛;肩胛上神经病变所致的肩部疼痛;肩部疼痛的诊断与鉴别。与斜角肌间隙臂丛神经阻滞比较,该技术可避免膈神经阻滞的风险。

【局部解剖与病理】 肩胛上神经起自臂丛上干,然后向后走行并平行于肩胛舌骨肌,继而该神经走行于斜方肌深方达肩胛骨上缘,自肩胛上横韧带下方穿过肩胛上切迹进入冈上窝。而肩胛上动、静脉在肩胛上横韧带的上方进入冈上窝。在冈上窝,肩胛上神经走行在冈上肌深部,继而向下外走行,绕过肩胛冈外侧缘(冈盂切迹)而进入冈下窝。在冈上窝,肩胛上神经发出支配冈上肌的肌支和至肩关节的关节支。在冈下窝,其发出支配冈下肌的肌支和一些至肩关节和肩胛骨的分支。肩胛上神经的感觉支负责肩关节约70%的神经支配。肩关节反复旋转活动时,由于肩胛骨也连同移动旋转,肩胛上神经在肩胛切迹及冈盂切迹处可受到牵拉而发生损伤。

【治疗操作】 患者可采取坐位,颈部轻度屈曲。依据患者体形、靶目标的深度,超声探头可应用凸阵或线阵探头。探头放置在冈上窝,冠状切面显示冈上窝,自浅侧至深层可依次见斜方肌、冈上肌、肩胛上切迹。轻微调整探头扫查角度以显示肩胛上动静脉,应用彩色多普勒有利于肩胛上动静脉的显示(图3-12),而肩胛上神经由于较细且该部位较深,常难以清晰显示。穿刺时采用平行切面,将22G穿刺针自探头内侧向外进针,在超声实时引导下穿刺至肩胛上切迹或位于肩胛上切迹与冈盂切迹之间的冈上肌深方的骨筋膜腔室内,一般注入药物5~8ml(图3-13)。

- 解剖学标志:肩胛冈、喙突、肩峰。
- 最严重的并发症为气胸,应注意避免。
- 因肩胛上神经旁有肩胛上动、静脉伴行,应避免损伤。
- 肩胛上切迹典型者表现为肩胛骨上缘的U形切迹,但其形状和大小

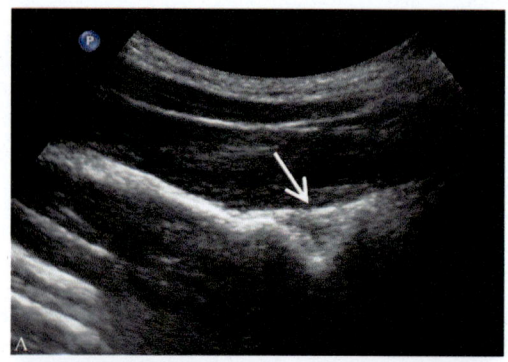

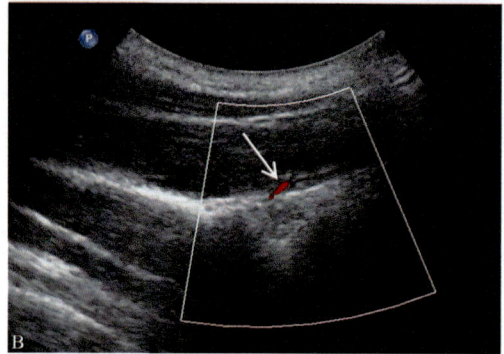

▲ 图3-12 超声显示肩胛上切迹

A.于冈上窝显示肩胛上切迹，呈三角形高回声（箭），其内有肩胛上神经走行；B.CDFI 于肩胛上横韧带浅侧可见肩胛上动脉血流信号（箭）

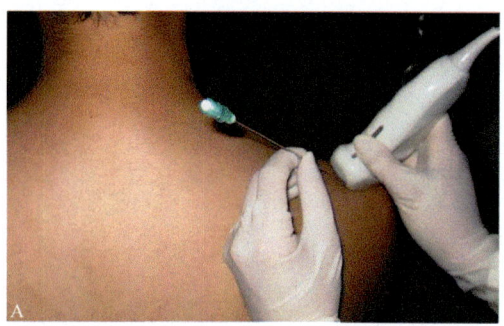

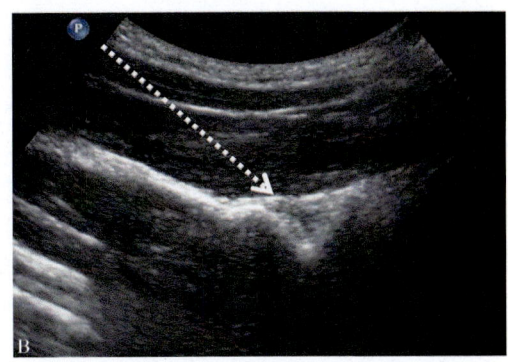

▲ 图3-13　超声引导肩胛上神经阻滞
A.治疗图；B.超声引导穿刺针刺入肩胛上切迹旁，虚箭头显示为进针路径

差异较大，且约8%的人群中肩胛上切迹缺如。如肩胛上切迹显示不清，可将药物注入至冈上肌与其深部肩胛骨之间的骨筋膜室腔隙内。

七、肋间神经阻滞治疗

【适应证】　用于治疗急性和慢性胸廓和上腹部的疼痛；肋骨骨折的止痛治疗；胸部和上腹部的术后疼痛。肋间神经毁损治疗可用于乳腺切除术后、开胸术后的慢性疼痛。

【局部解剖与病理】　肋间神经起自12对胸神经的前支。胸神经自相应椎间孔穿出后，分为前支和后支。后支支配椎骨旁肌肉与皮肤，前支即为肋间神经。于腋后线与腋中线之间，肋间神经发出外侧皮支穿过肋间外肌而支配胸壁皮肤。肋间神经继而前行至胸腹壁前部中线处，穿过其前部的肌肉组织而移行于前皮支。第12肋间神经因为位于第12肋下缘而称为肋下神经。

肋间隙有3层肌肉，自外向内分别为肋间外肌、肋间内肌、肋间最内肌。肋间最内肌较薄，且只存在肋间隙中部。在肋间隙的前、后部，肋间血管和神经直接与其内面的胸内筋膜相邻。肋间神经和肋间动静脉三者并行，在肋角内侧其位于肋间隙中部；在肋角前方，肋间血管和神经进入肋间内肌与肋间最内肌之间，并沿肋沟前行，其排列次序自上而下为静脉、动脉和神经。

【治疗操作】 患者可采取俯卧位，上肢前伸以使肩胛骨向外侧移位。应用线阵探头，显示相邻肋骨短轴切面。穿刺部位选择肋角处，通常位于棘突外侧6～7.5cm或椎旁肌肉的外缘。此处肋间神经位置较浅，且外侧皮神经尚未发出。超声上肋骨呈强回声，后方伴声影。相邻肋骨之间可见呈低回声的肋间外肌、肋间内肌、肋间最内肌，穿刺部位为肋间内肌与肋间最内肌的筋膜间隙。应用彩色多普勒可显示肋间动、静脉。穿刺时，可采用平行切面，将穿刺针自下一肋骨的上缘向上斜行刺入至肋间内肌与肋间最内肌之间，回抽无血液和空气后注入药物，通常为2ml（图3-14）。

- 肋间隙位置的确定可首先确定第12肋，再依次向上计数；或先确定

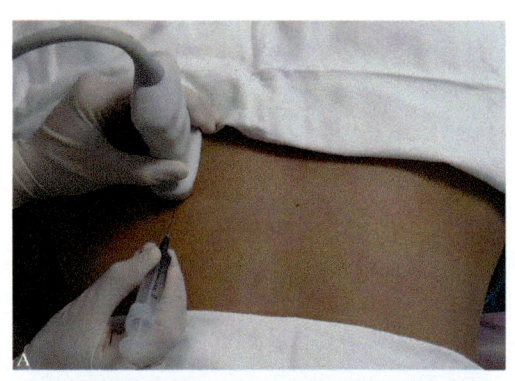
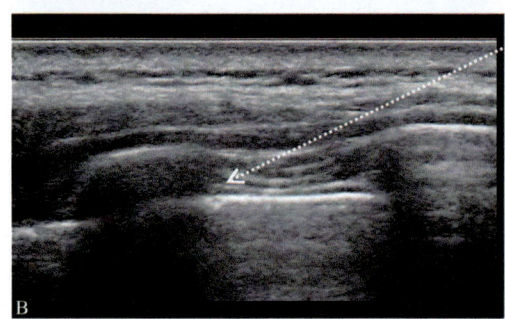

▲ 图3-14 超声引导肋间神经阻滞

A.治疗图；B.将穿刺针自下一肋骨的上缘向上斜行刺入至肋间内肌与肋间最内肌之间，虚箭头显示为进针路径

第1肋，再依次向下计数。
- 穿刺过程中可注入少量生理盐水或局部麻醉药有利于明确针尖位置。
- 由于肋间神经与血管结构极其接近，所以肋间神经阻滞时有明显的血管内注射和经血管吸收的风险。相对于其他外周神经阻滞，肋间神经阻滞后的血浆局部麻醉药浓度升高很快，而且峰值浓度很高，因此，要注意控制局部麻醉药剂量。
- 气胸为肋间神经阻滞最易发生的并发症。超声引导下肋间神经阻滞可显著降低气胸的发生率。穿刺结束后，应用超声还可判断有无气胸的发生。探头应放置在该体位的胸部最高位置（远离重心侧），正常情况下可见肺内气体所形成的平行多重反射及垂直的彗星尾征，并见胸膜随呼吸而上下滑动。气胸时，则胸膜的上下滑动征象和彗星尾征消失。

第四章 超声引导颈腰背部慢性疼痛介入治疗

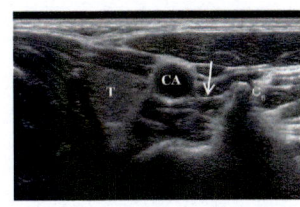

目 录

一、星状神经节阻滞治疗 / 120

二、颈椎关节突关节注射治疗 / 121

三、颈神经后内侧支阻滞治疗 / 122

四、枕大神经阻滞治疗 / 129

五、颈神经根注射治疗 / 132

六、腰神经后内侧支阻滞治疗 / 134

七、梨状肌注射治疗 / 141

八、骶管硬膜外阻滞治疗 / 145

九、骶髂关节注射治疗 / 148

一、星状神经节阻滞治疗

【适应证】 常用于上肢复杂区域疼痛综合征、幻肢痛、血管性头痛、雷诺现象和其他血管性疾病所致的上肢灌注不良。

【局部解剖与病理】 星状神经节为交感神经链的一部分,由颈下神经节和第1胸神经节融合而成,位于C_7至T_1水平,椎动脉的后方,并邻近第1肋骨。星状神经节位于颈长肌表面,椎前筋膜深面(图4-1)。星状神经节接受上胸段交感节前纤维,更换神经元后发出节后纤维支配头面、颈项、上肢及心脏等部位。

【治疗操作】 患者仰卧位,颈部伸展,转向对侧。高频超声探头放置在颈椎C_6稍下方的水平,显示颈长肌、椎前筋膜。穿刺采取长轴切面超声,穿刺方向自外向内。穿刺靶目标为C_6水平稍下方、位于颈长肌与椎前筋膜之间的组织间隙(图4-2)。一般注射5~15ml。注射时实时观察药物扩散方向。穿刺前应用彩色多普勒显示进针路径上有无椎动静脉、甲状腺下动脉等重要血管。椎前筋膜下注射较筋膜上注射时药物更易向下方扩散而取得较好的临床效果,且可降低喉返神经阻滞的风险。

- 穿刺结束后,床的头侧可适当抬高,以利于药物向尾侧即星状神经节的方向扩散。
- 局部麻醉药如扩散到邻近的臂丛,可导致部分臂丛阻滞;如扩散到椎

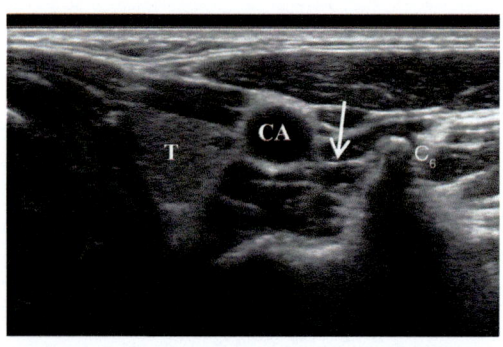

图4-1 颈前横切面显示第6颈椎横突前方(C_6)的颈长肌与椎前筋膜(箭)
T.甲状腺;CA.颈总动脉

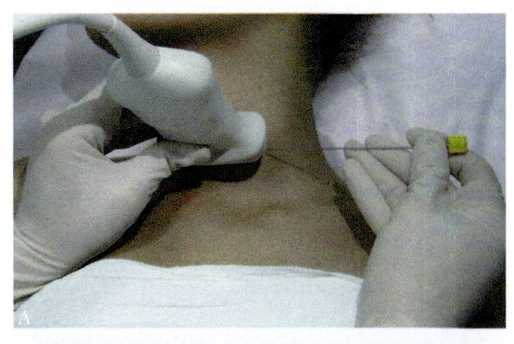
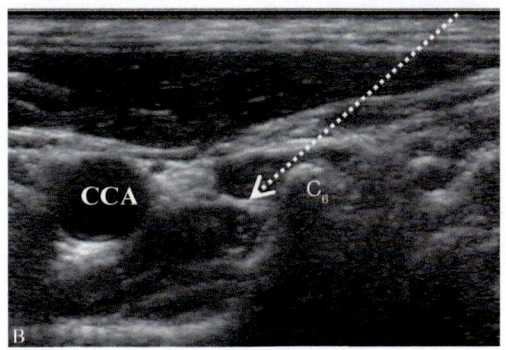

▲ 图4-2　超声引导左侧星状神经节阻滞

A.治疗图；B.超声引导穿刺针刺入左侧第6颈椎横突前结节前方（C_6）位于颈长肌与椎前筋膜之间的组织间隙，虚箭头显示为进针路径；CCA.颈总动脉

前筋膜表面，到达气管和食管之间，可能会阻滞喉返神经，引起同侧声带麻痹。

- 注意勿损伤食管，损伤食管后有可能导致纵隔炎。
- 注意甲状腺下动脉的位置，避免将其损伤。
- 注射成功后可出现Horner征和同侧上肢体温升高。

二、颈椎关节突关节注射治疗

【适应证】　用于由于颈椎小关节创伤、关节炎引起的疼痛的诊断和治疗。

【局部解剖与病理】　颈椎关节突关节由一颈椎的上关节突和上一水

平颈椎的下关节突组成，其位置位于椎板和椎弓交界处。关节面自前上向后下倾斜，在上段颈椎约为45°，在胸椎上段则较为垂直。关节突关节退变在年龄大者较为常见，由关节突关节病变所致的颈部疼痛发生率为35%～55%。

【治疗操作】 患者俯卧位，颈部屈曲，在前额下垫一个小枕头使患者口鼻与桌子之间空气流通。探头横切放置在颈后正中，根据棘突的形态可确定颈椎水平。从上至下，首先可见第1颈椎。第1颈椎无棘突或仅有一退化的棘突，第2棘突可见分叉，然后依次向下可进行计数（图4-3）。确定颈椎水平后，探头纵切放置在棘突上，逐渐向外侧移动，可依次显示椎板、关节突关节，其关节间隙呈低回声。亦可首先确定第6及第7颈椎横突，冠状切面显示第6和第7颈椎横突，然后探头略向背侧移动，以显示位于第6和第7颈椎横突水平之间的$C_{6\sim7}$关节突关节。然后依次向头侧计数第5～6，第4～5，第3～4，第2～3关节突关节（图4-4）。穿刺采取长轴切面，穿刺针自下向上刺入关节突关节内，靶目标为关节突关节腔隙（图4-5）。

• 关节突关节内的容积非常有限（一般＜1ml），所以应注意注入关节突关节内的局部麻醉药和类固醇的量一般不超过1ml。

三、颈神经后内侧支阻滞治疗

【适应证】 临床和（或）影像学怀疑颈椎小关节病变所致的颈部疼痛而非手术治疗疗效不佳者。第3枕神经阻滞可用于治疗$C_{2\sim3}$小关节源性头痛。

【局部解剖与病理】 颈椎关节突关节由颈椎的上关节突与上一椎体的下关节突相关节而形成，属微动关节。其关节面平面与水平面约成45°。每一个关节突关节有一纤维关节囊，囊内衬滑膜。每一关节突关节由颈神经后内侧支的关节支所支配。$C_{3\sim7}$颈神经后支向后走行，经过相应横突的根部，内侧支横行穿过相应关节柱的中部。在关节柱的背外侧，神经内侧支与关节柱位置较为固定，被一筋膜固定在局部骨膜上，并被头半棘肌肌腱所固定。内侧支的位置在关节柱上下长度的中2/4区域内可有所不同。内侧支走行至关节柱的后方分出上、下两关节支，上关节支支配上方的关节突关节，下关节支支配下方的关节突关节。因此，$C_{2\sim3}$以下的关节突关节均由两个神经支配，分别来自上方的内侧支和下方的内侧支。

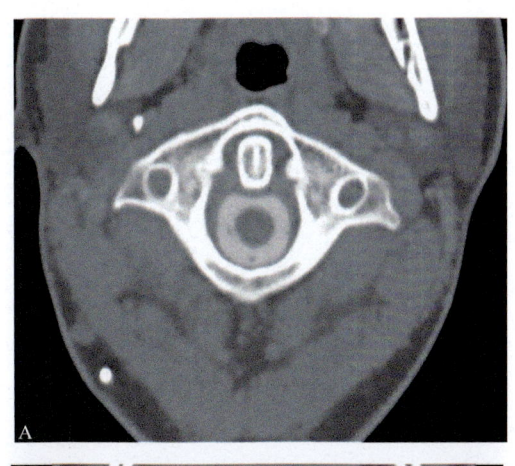
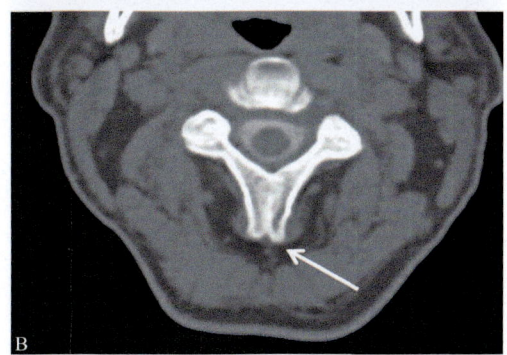
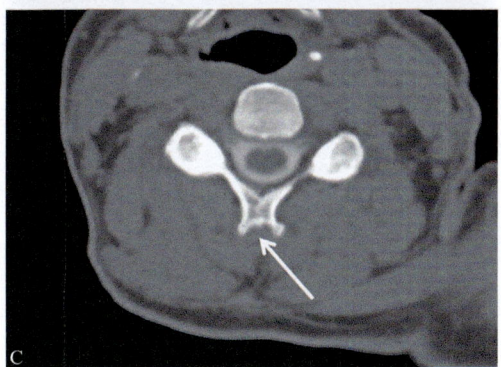

▲ 图4-3 颈椎棘突

A.CT显示第1颈椎无棘突；B.CT显示第2颈椎棘突的分叉（箭）；C.CT显示第3颈椎棘突的分叉（箭）

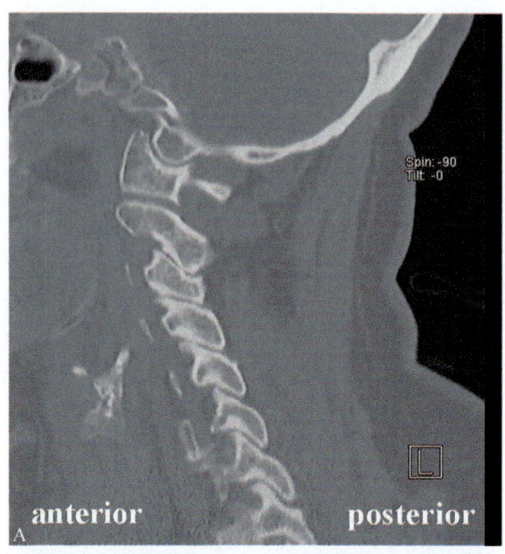

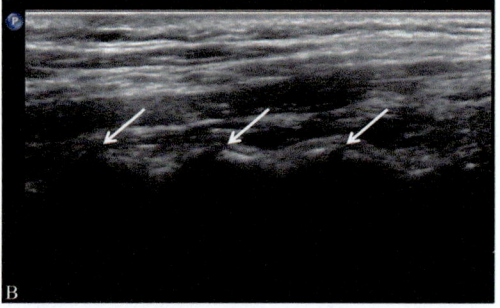

> **图4-4 颈椎关节突关节**

A.CT矢状位显示颈椎关节突关节面自前上向后下倾斜；B.超声于纵切面显示颈椎关节突关节，其关节间隙呈低回声（箭）；anterior.前侧；posterior.后侧

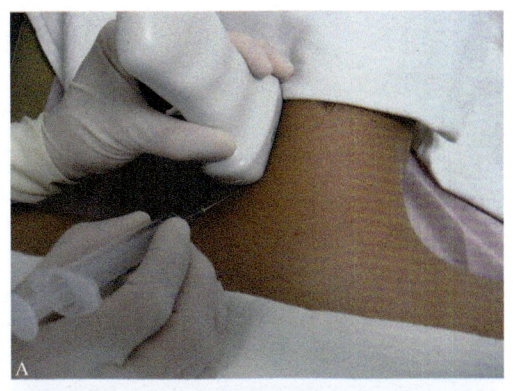

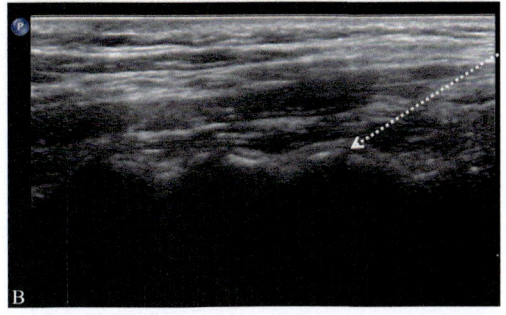

图4-5 超声引导颈椎关节突关节注射治疗
A.治疗图；B.超声引导下穿刺针自探头的下方向上方刺入关节突关节腔内，虚箭头显示为进针路径

C_3后内侧支走行与$C_{4～6}$不同，内侧支的深支与其他神经内侧支相同，绕C_3关节柱的腰部向后走行，支配$C_{3～4}$关节突关节；内侧支的浅支较粗大，被称为第3枕神经（third occipital nerve，TON），绕$C_{2～3}$关节突关节的外侧、继而后侧走行，并发出关节支支配$C_{2～3}$关节突关节。经过$C_{2～3}$关节突关节后，TON在枕下区成为皮神经。C_7神经内侧支走行偏头侧，因此邻近C_7椎孔，紧贴C_7的上关节突走行。

【治疗操作】 患者可采用侧卧位，头呈中立位。穿刺前首先对颈椎重要结构进行扫查，并确定颈椎水平。确定颈椎水平可从下段颈椎横突的形态开始。C_6颈椎的横突最为显著，有前结节和后结节，而C_7颈椎横突仅有后结节，前结节缺如（图4-6、图4-7）。另一方面，椎动脉从锁骨下动脉发出后经第6颈椎横突孔向上走行，仅在少数情况下经第5或更高的水

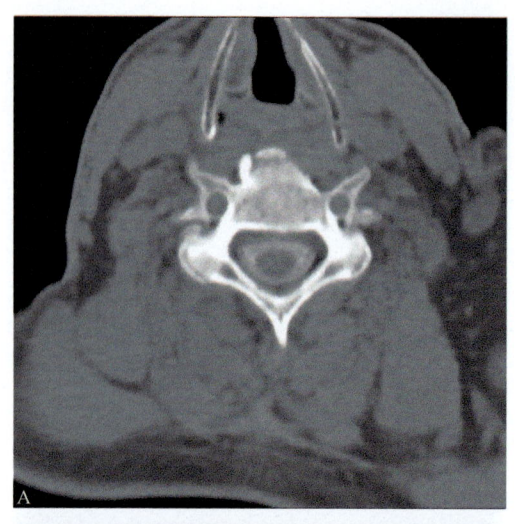

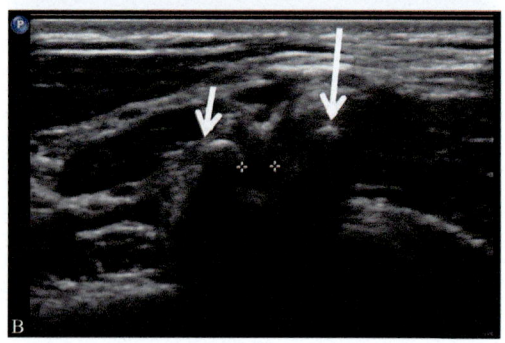

▲ 图4-6　第6颈椎横突

A.CT显示第6颈椎横突的前结节和后结节；B.超声显示第6颈椎横突前结节（短箭）与后结节（长箭）及其之间的颈神经根（标尺）

平进入颈椎横突孔。椎动脉经上6个颈椎横突孔向上走行。探头纵切放置在颈部前外侧，可显示椎动脉长轴。第1颈椎横突孔与其他颈椎横突孔比较明显靠外侧，因此，可见椎动脉自C_2至C_1斜行向外，并跨越$C_{1\sim2}$关节突关节的前外侧。自此，探头保持纵切，向后移动5～8mm，可显示C_1的椎弓和C_2的关节柱。探头继续向下移动，可依次显示$C_{2\sim3}$、$C_{3\sim4}$关节突关节。在$C_{2\sim3}$关节突关节间隙可见第3枕神经短轴切面。与第3枕神经

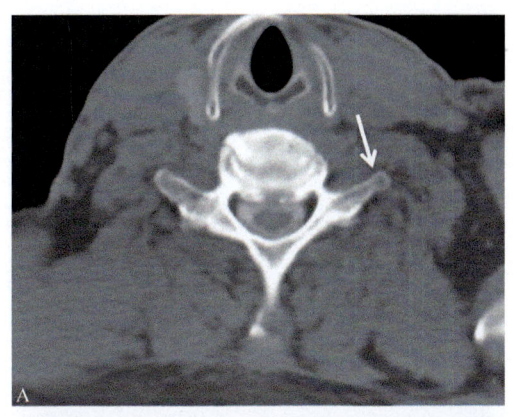

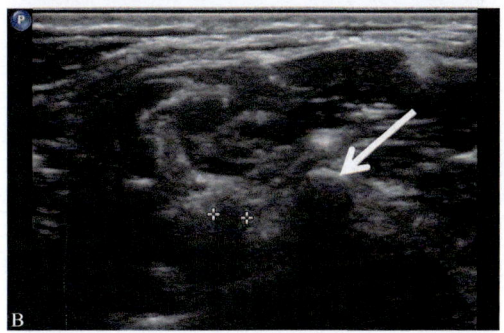

▲ 图4-7　第7颈椎横突
A. CT显示第7颈椎横突仅有后结节（箭）；B.超声显示第7颈椎的后结节（箭）及其前方的颈神经根（标尺）

不同，其他颈神经内侧支自相应关节柱的最凹处、相邻两个关节突关节之间从前向后走行（图4-8）。

穿刺可采取短轴切面方法，穿刺针自前向后，因椎动脉、椎间孔等重要结构均位于较前部位（图4-9）。穿刺靶目标为：$C_{2\sim3}$关节突关节间隙处阻滞第3枕神经、相应颈椎关节柱最低点处阻滞C_3至C_6颈神经后内侧支、第7颈椎横突与其上关节突交界处阻滞C_7颈神经后内侧支。第3枕神经阻滞一般注射0.5ml，而其他颈神经内侧支则注射0.3ml。

穿刺也可采用长轴切面法。首先横切面显示相应椎体的关节柱，进针自后外侧向前内侧至关节柱强回声的中部，直达骨面（图4-10）。

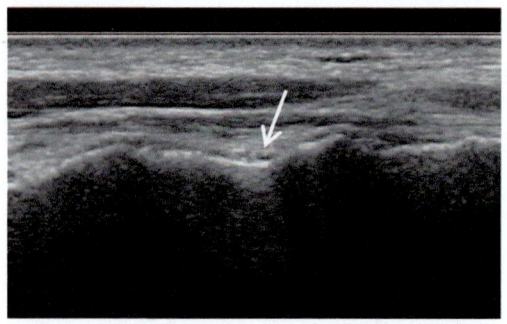

▲ 图4-8 显示颈椎关节柱处的颈神经内侧支横断面（箭）

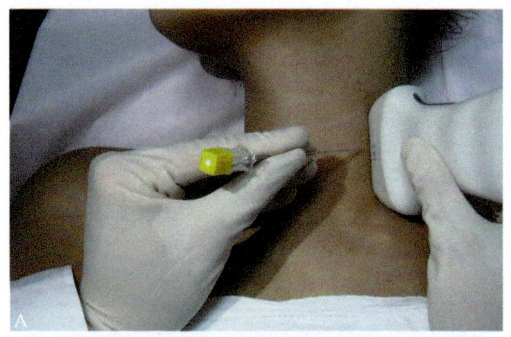

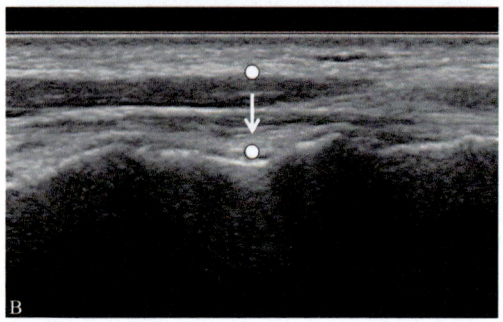

▲ 图4-9 超声引导颈椎小关节神经阻滞（短轴切面法）

A.治疗图；B.采用短轴切面法自前向后将穿刺针刺入颈神经内侧支旁

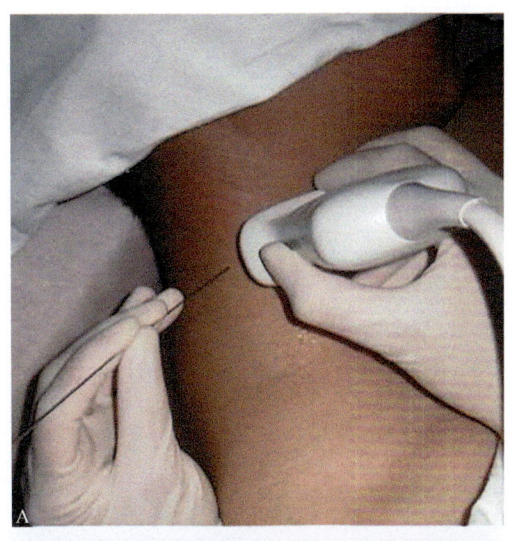

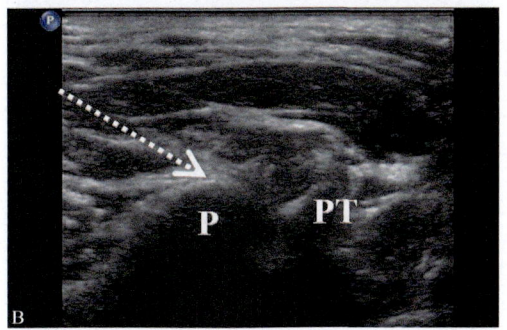

▲ 图4-10　超声引导颈神经后内侧支阻滞（长轴切面法）

A.治疗图；B.采用长轴切面法自后向前将穿刺针刺入颈椎关节柱中部的骨质旁。虚箭头显示为进针路径；P.关节柱；PT.横突后结节

四、枕大神经阻滞治疗

【适应证】　临床疑有枕大神经病变所致的头痛。

【局部解剖与病理】　枕大神经为C_2神经背侧支的内侧支终支，自寰椎后弓和枢椎椎板之间走行至头下斜肌的下方，并包绕头下斜肌的下缘而向上走行，继而分为多个分支，支配枕部大部分感觉区域。枕大神经在其走行的以下部位易受到卡压：①位于寰椎后弓和枢椎椎板之间的起始部；②走行于头下斜肌、头半棘肌之间；③穿过头半棘肌的肌腹处；④穿出斜方肌的肌腱腱膜处。

【治疗操作】 患者俯卧，颈部屈曲以暴露枕下区域。探头横切放置在颈后正中，首先确定枕后隆突，然后向下依次显示寰椎和枢椎，枢椎的棘突呈二分叉形，与寰椎后弓平滑的形态不同。一端放置在C_2棘突，另一端放置在C_1横突，以显示头下斜肌长轴切面。于头下斜肌的浅侧可见枕大神经短轴切面，呈一圆形或椭圆形低回声结构（图4-11）。少数情况下可显示多个小的圆形低回声结构，为枕大神经与枕下神经、第3枕神经、枕小神经的吻合支。穿刺采取长轴切面法，自探头外侧向内侧进针至枕大神经旁（图4-12）。

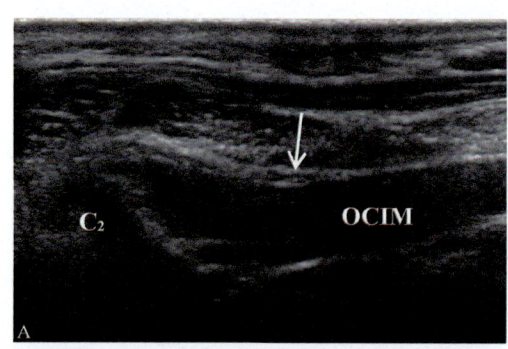
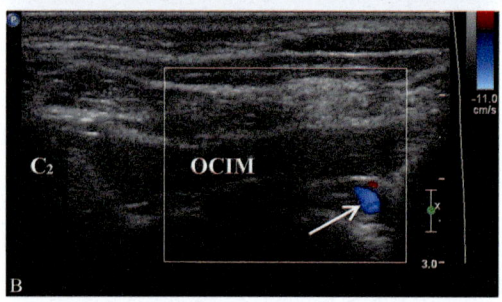

▲ 图4-11 超声显示枕大神经

A.超声显示位于头下斜肌（obliquus capitis inferior muscle，OCIM）浅侧的枕大神经（箭）；C_2.第2颈椎棘突；B.CDFI显示位于OCIM外后方的椎动脉（箭）

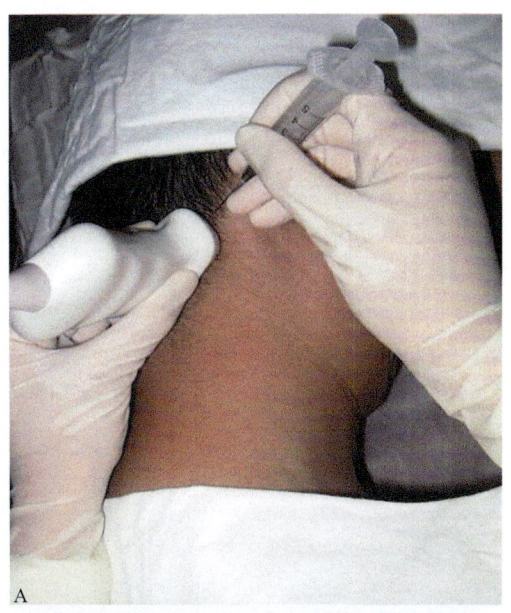

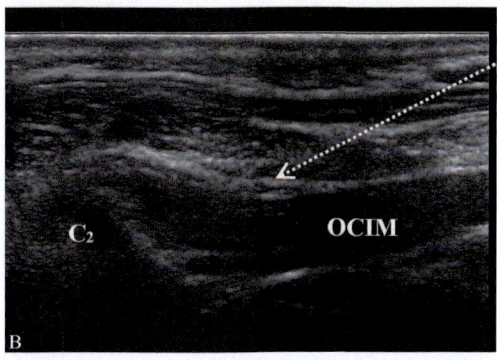

▲ 图4-12 超声引导枕大神经阻滞

A.治疗图；B.超声引导穿刺针刺入枕大神经旁，虚箭头显示为进针路径；OCIM.头下斜肌；C_2.第2颈椎棘突

五、颈神经根注射治疗

【适应证】 颈神经根性疼痛而非手术治疗无效者。

【局部解剖与病理】 颈神经自相应椎间孔的下部向外走行。超声于颈椎横突前、后结节之间可显示相应的颈神经根结构(图4-13)。

【治疗操作】 患者侧卧位,探头横切放置在颈侧部,颈椎水平的确定方法同前。确定所要注射的颈椎水平后,穿刺方法采取长轴切面方法,进针方向自探头后方向前方,可应用22G钝头穿刺针。穿刺靶目标为位于椎间孔外、横突前、后结节之间的$C_{3\sim8}$颈神经根后缘(图4-14)。

- 穿刺前,注意应用彩色或能量多普勒超声检查颈神经根周围和穿刺

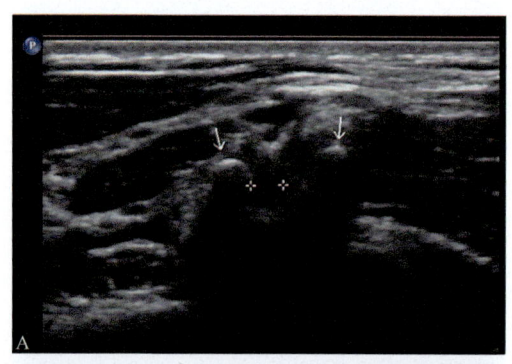

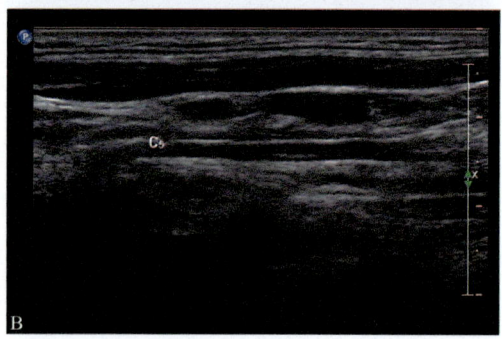

▲ 图4-13 超声显示第5颈神经

A.横切面显示第5颈神经根(标尺)位于第5颈椎横突的前结节与后结节(箭)之间;B.纵切面显示C_5神经,呈条形低回声

路径上有无重要血管和神经,避免损伤。
- 注药前,仔细回抽观察是否有脑脊液或血液。如有条件,可行X线、DSA或CT实时造影以明确有无血管内注射,从而避免血管内注射的危险。
- 应使用非颗粒的激素,如地塞米松。

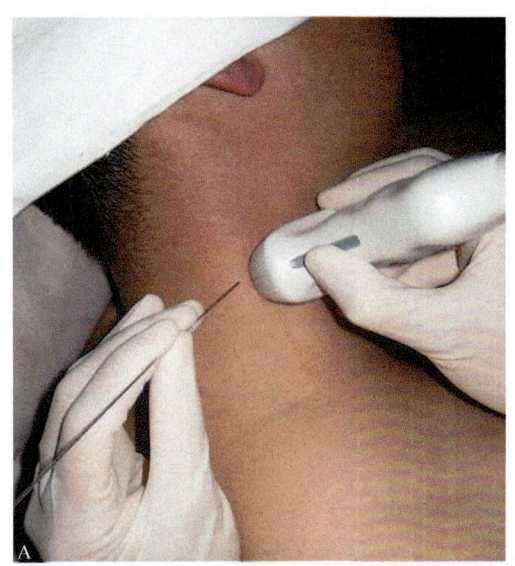

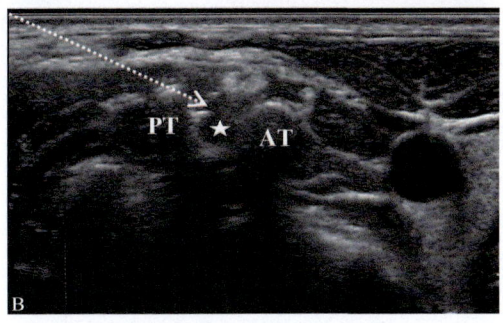

▲ 图4-14 超声引导颈神经根注射治疗

A.示意图;B.采用长轴切面法将穿刺针自后向前刺入颈神经根后缘。虚箭头为进针路径;AT.横突前结节;PT.横突后结节

六、腰神经后内侧支阻滞治疗

【适应证】 腰椎小关节由于创伤或炎症而引起的腰痛的诊断和治疗。

【局部解剖与病理】 腰椎小关节是由相邻椎骨的上下关节突构成的，为真关节，其关节面覆有滑膜并有关节囊，关节囊由丰富的神经分布。腰椎小关节易受关节炎和变速运动的损伤，可导致滑膜关节炎和关节粘连而引发疼痛。

腰神经根在椎间孔穿出后，分为腹侧支和背侧支。背侧支进一步分为内侧、中间和外侧分支。每一个关节突关节由相应水平的腰神经根内侧支和上一水平的腰神经内侧支共同支配。内侧支走行在由相应椎体水平的上关节突和横突之间的沟内，可位于上关节突底部的略上方。内侧支阻滞的穿刺靶目标为上关节突外侧面和横突内侧缘之间的隐窝。L_5神经内侧支走行变异较大，因此，常阻滞L_5背侧支主干，此神经通常位于S_1上关节突的底部与骶骨翼之间。由于关节突关节是双重支配，因此，如某一平面腰椎关节突关节存在病变时，需要同时阻滞相应节段的脊神经根内侧支和上一个节段脊神经根内侧支才能缓解疼痛。如腰3~4关节突病变，需要在腰3和腰4横突根部分别阻滞腰2神经后内侧支和腰3神经后内侧支。

确定腰椎水平时，应注意其变异情况，如腰椎侧凸、第6腰椎、第5腰椎骶化、假关节形成等。

【治疗操作】 腰椎超声检查常用切面包括纵切面和横切面。

1.腰椎纵切面超声 自腰椎中线向两侧可依次显示以下切面。

（1）腰椎棘突（图4-15）。

（2）腰椎关节突关节（图4-16）。

（3）腰椎横突（图4-17）。

2.腰椎横切面超声 主要为以下两个切面。

（1）腰椎棘突-椎板切面（图4-18）。

（2）椎板间隙切面：位于两个腰椎椎板之间，可见椎管内结构（图4-19）。

3.阻滞治疗 腰$L_{1~4}$神经内侧支阻滞时，患者俯卧位，腹部垫一软枕以减轻腰椎前凸。应用凸阵探头。首先确定腰椎水平，并逐一在体表做标记。采用椎旁纵切面，首先显示骶骨上缘，然后探头向上移动依次显示

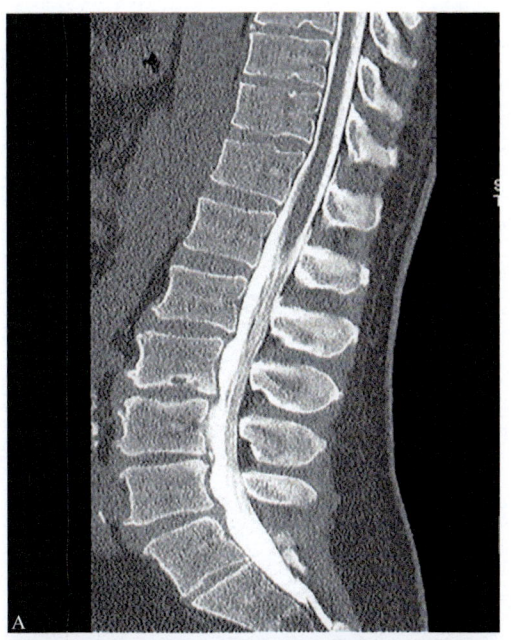
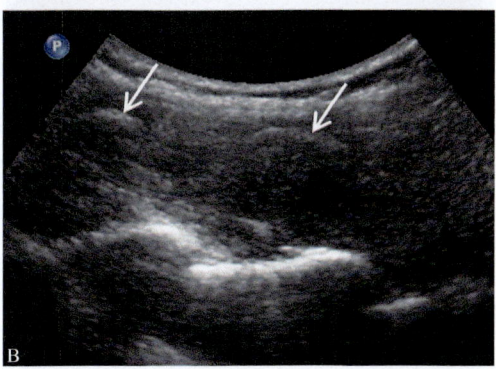

▲ 图4-15 CT（图A）和超声（图B）纵切面显示腰椎棘突（箭）

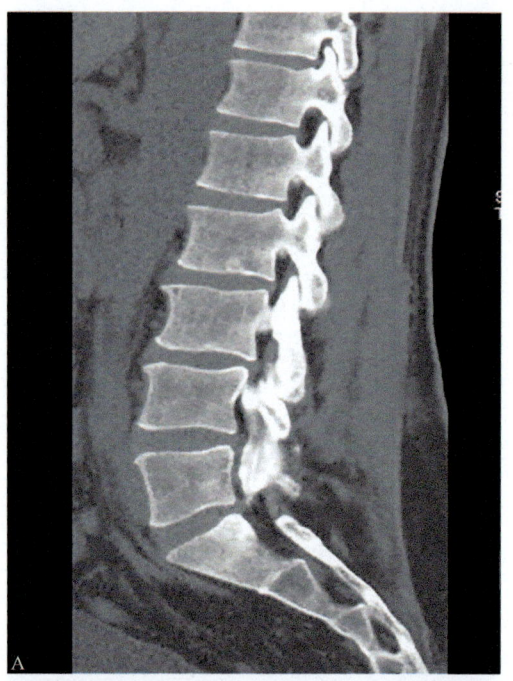
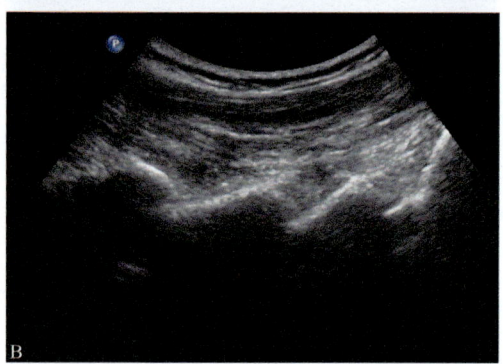

▲ 图4-16 CT（图A）和超声（图B）纵切面显示腰椎关节突关节，呈锯齿状

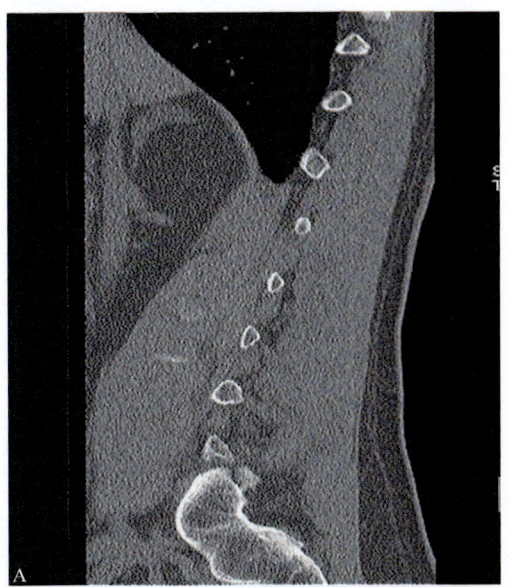

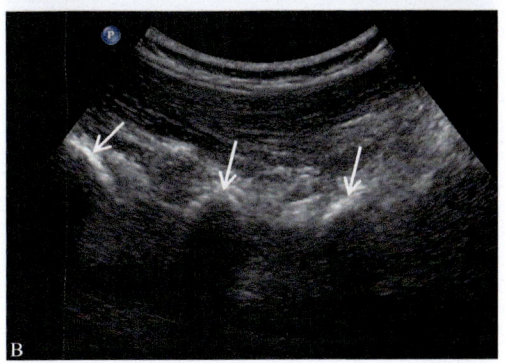

▲ 图4-17 CT（图A）和超声（图B）腰椎纵切面显示腰椎横突。超声上横突短轴切面呈弧形强回声，后方伴声影（箭）

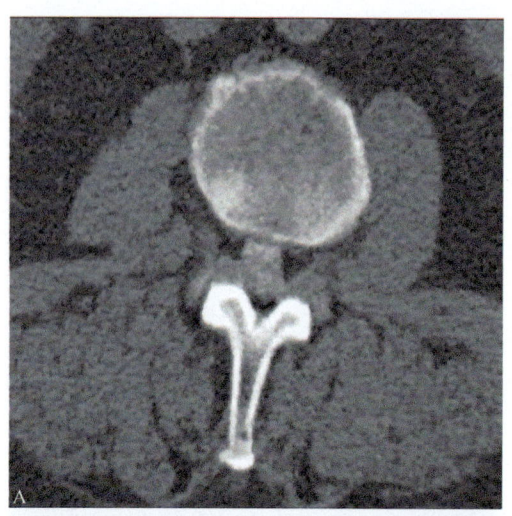
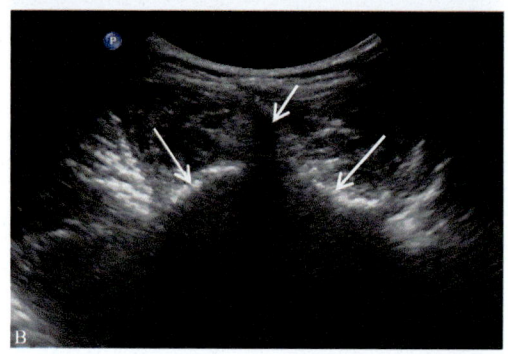

▲ 图4-18 CT（图A）和超声（图B）横切面显示腰椎棘突（短箭）及其两侧的椎板（长箭）

第5、第4、第3腰椎横突。确定相应横突水平后，探头旋转90°，横切面显示相应横突和关节突关节（图4-20）。穿刺方法为长轴切面方法，进针方向自探头外侧向内侧进针，靶目标为位于相应上关节突外侧面与横突上缘之间的沟底部（图4-21）。当针尖进至该部位后，可行腰椎旁纵切面检查，以进一步核实针尖的位置，应位于横突的上缘。

因髂嵴位置较高，L_5神经背侧支阻滞操作较为困难。操作时，探头

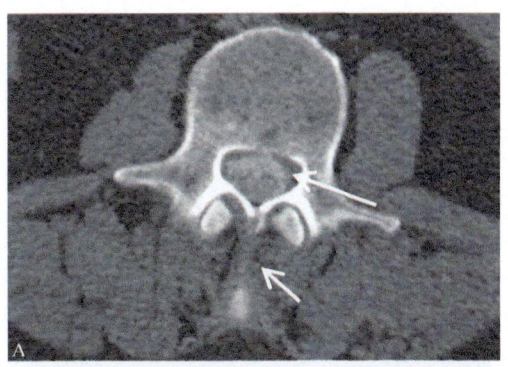

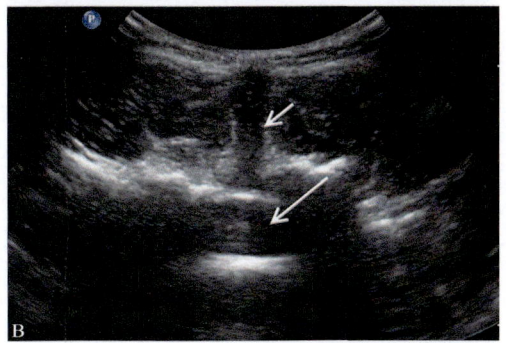

▲ 图4-19 CT（图A）和超声（图B）横切面显示椎板间隙平面，自浅侧至深侧可分别显示棘间韧带（短箭）和椎管（长箭）

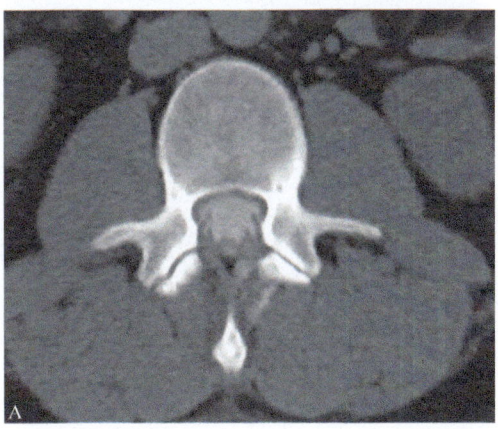

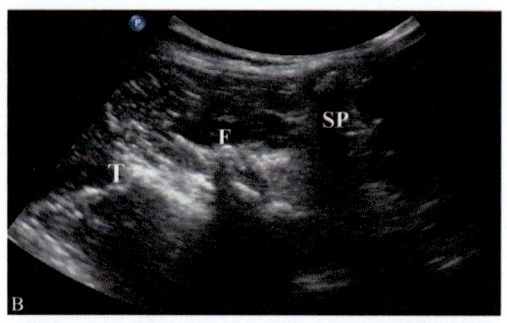

▲ 图4-20 CT（图A）和超声（图B）横切面显示腰椎棘突（SP）、关节突关节（F）和横突（T）

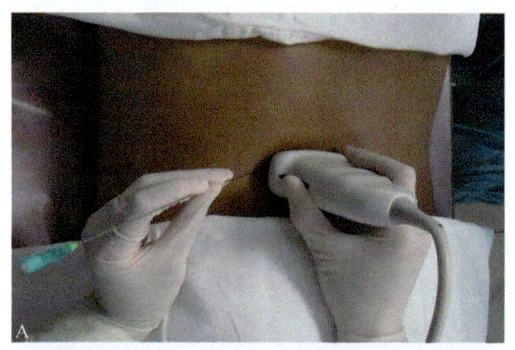

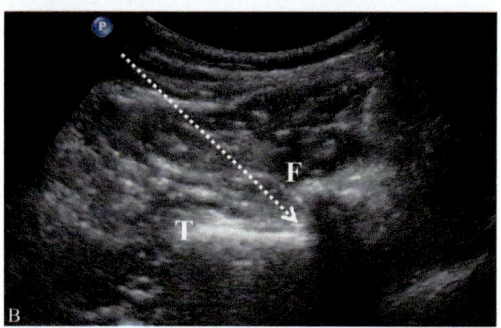

▲ 图4-21 超声引导腰神经后内侧支阻滞治疗

A.治疗图；B.穿刺方法为长轴切面方法，进针方向自探头外侧向内侧进针，虚箭头显示进针路径；F.上关节突；T.横突

旁正中矢状切面显示腰5横突,其下方为呈连续强回声的骶骨头侧部分。探头旋转90°横切面显示此部位,继而探头的内侧端略向头侧旋转、外侧端略向尾侧旋转,此时可显示以下结构,即从外侧至内侧分别为髂嵴、骶骨翼与上关节突的交界处(穿刺靶目标)、L_5/S_1关节、腰5棘突。进针可采用斜短轴切面法,自外上向内下直至达骨质。针尖达靶目标后,为进一步确定针尖的位置,探头可回到旁矢状切面,检查针尖的位置是否位于骶骨翼的最上缘、最浅侧的位置。诊断性神经内侧支阻滞局部可注入0.5ml局部麻醉药。注药时应实时观察针尖的位置及注入药物的扩散情况。

七、梨状肌注射治疗

【适应证】 临床怀疑梨状肌综合征而非手术治疗无效者。注射药物可以为局部麻醉药加皮质类固醇制剂或肉毒素。

【局部解剖与病理】 梨状肌起自$S_{2~4}$骶骨的腹侧,向外走行于骶髂关节的前部,经坐骨大孔出盆腔,然后以一圆形肌腱止于大转子的上方。其功能在肢体直立体位为外旋下肢,仰卧位有外展功能,行走时有弱的屈髋功能。其他经坐骨大孔出盆腔的结构有臀下动脉和臀下神经、支配闭孔内肌的神经、股后皮神经、支配股方肌的神经。坐骨神经与梨状肌的位置关系存在变异,最常见的为坐骨神经位于梨状肌下方(78%~84%),少见的为坐骨神经分为两支,分别行走于梨状肌的下方和中部,更为少见的为分支的坐骨神经分别走行于梨状肌的上方和中部、走行于梨状肌的上方和下方,未分支的坐骨神经走行于梨状肌的上方,未分支的坐骨神经走行于梨状肌中部。由于坐骨神经与梨状肌的密切关系,梨状肌病变有时可导致患者出现坐骨神经痛。

【治疗操作】 患者俯卧位,可采用2~5Hz凸阵探头。探头横切,放置在髂后上棘,然后向外侧移动显示髂骨,此时髂骨呈一斜线自内上向外下倾斜。然后探头可向下移动直至强回声的骨质消失,提示此水平为坐骨大孔水平,此时可见梨状肌位于骶骨外缘的深方,而臀大肌位于骶骨的浅侧。由于梨状肌自内上向外下斜行走行,因此,可略微旋转探头,以显示梨状肌长轴(图4-22)。梨状肌的深方和下方可见坐骨神经(图4-23),穿刺时应避免损伤。穿刺时采用切面内法,超声引导下将22G穿刺针自内向外、从骶骨外缘处进针至梨状肌肌腹内(图4-24)。可首先注射少量生理

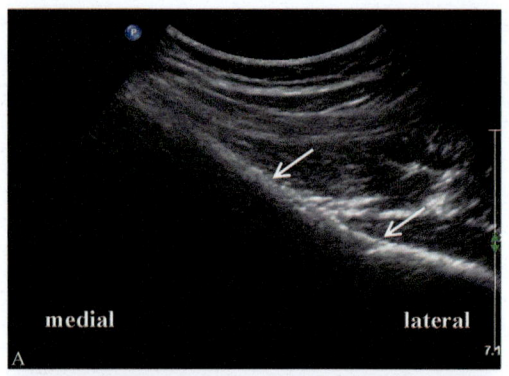

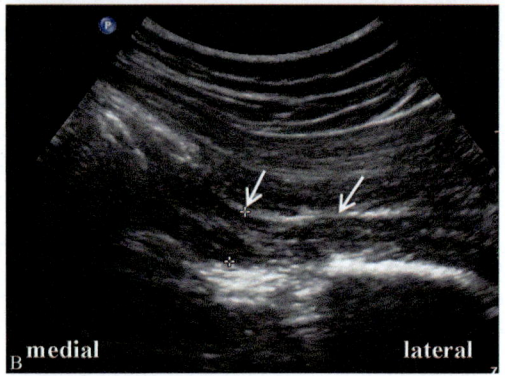

▲ 图4-22 超声显示梨状肌

A.横切面显示髂后上棘外侧的髂骨，呈一自内上向外下倾斜的斜线强回声（箭）；B.斜切面显示右侧坐骨大孔处梨状肌长轴（箭），其浅侧为臀大肌；medial.内侧；lateral.外侧

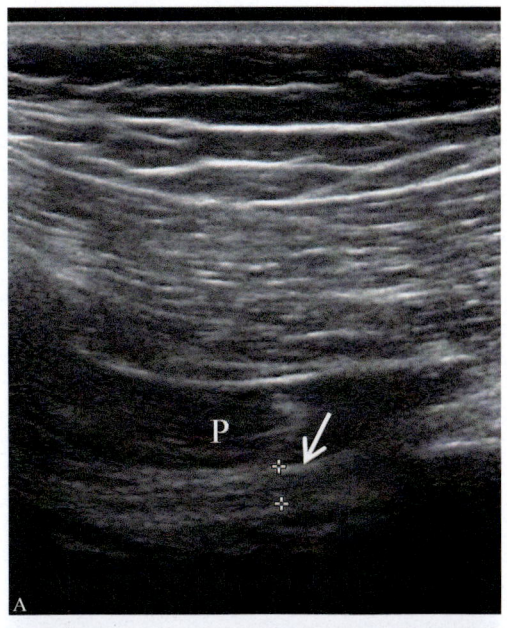

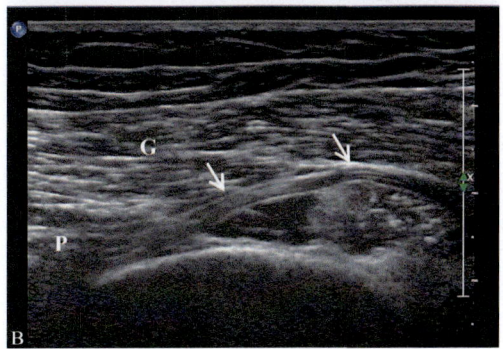

> **图4-23** 超声显示梨状肌深方和下方的坐骨神经

A.超声显示梨状肌深部的坐骨神经长轴（箭）；B.超声显示梨状肌下方的坐骨神经长轴（箭）；P.梨状肌；G.臀大肌

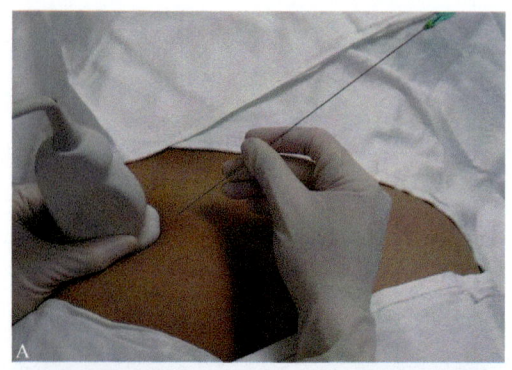
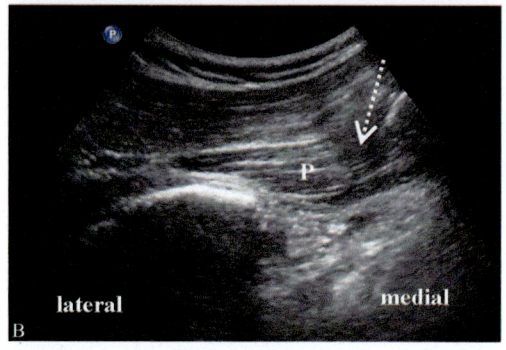

▲ 图4-24 梨状肌穿刺注射治疗
A.治疗图；B.超声引导穿刺针自内向外刺入梨状肌（P）内，虚箭为进针路径；medial.内侧；lateral.外侧

盐水（0.5ml）以进一步明确针尖位置，确定针尖位于肌肉组织内后再注射药物。

- 为进一步确定梨状肌，可让患者屈膝，检查者握住患者踝部，做外旋和内旋动作，实时超声可见梨状肌在臀大肌深部来回滑动。
- 注意不要误将其他髋部外旋肌肉如上孖肌、下孖肌当作梨状肌。
- 应同时检查坐骨神经，并注意梨状肌与坐骨神经的位置关系，以免穿刺时损伤坐骨神经。

八、骶管硬膜外阻滞治疗

【适应证】 骶管阻滞用于诊断和治疗各种慢性良性疼痛综合征，包括腰椎神经根病、椎管狭窄、椎板切除术后综合征、糖尿病多发神经病变、疱疹后神经痛、肛门痛、盆腔疼痛综合征，尤其是有下背部手术病史的患者，还可用于缓解癌症相关的盆腔、会阴部和直肠疼痛。

【局部解剖与病理】 骶尾骨由8块椎骨（5块骶椎，3块尾椎）融合而成。在骶骨后部中央S_4和S_5水平由于融合不全而形成一裂隙，称为骶裂孔，局部覆以骶尾韧带。其两侧为骶角，裂孔底部为骶骨的后骨面。穿过骶尾韧带即直接到达骶管的硬膜外间隙。

骶管是腰段椎管的延续，终止于骶裂孔。硬膜外间隙自颅骨底一直延伸至骶裂孔，而硬膜囊终止于在S_2水平。骶管内有5个骶神经根、尾神经和脊髓终末端的细丝（即终丝）。骶1～4神经根的前后支从其相应的前、后骶孔穿出。骶5神经根和尾神经通过骶裂孔离开骶管。这些神经为相应的皮肤区域和肌肉提供了感觉和运动神经支配，还提供了盆腔脏器的部分神经支配，包括子宫、输卵管、膀胱和前列腺。骶管内还有硬膜外静脉丛，主要位于骶管的前部。

【治疗操作】 患者俯卧位，探头横切放置在尾骨正中，向上移动探头直至显示骶裂孔。正常骶裂孔呈一倒U形结构，两侧为强回声的骶角。骶骨角之间浅侧为骶尾韧带，呈带状高回声，深侧为骶骨背面，呈强回声。两结构之间为骶裂管，呈低回声结构。探头旋转90°显示骶裂管长轴（图4-25、图4-26）。穿刺方法采取长轴切面方法，进针方向自下向上刺入骶裂管内（图4-27）。进针至骶尾韧带内时可感觉阻力增加，突破骶尾韧带后阻力减小。注入药物时，可见骶尾韧带被顶起，骶管范围向尾侧扩张。

- 成人骶管内硬膜外间隙容量变异较大，可达10～26ml，因此，达到某一阻滞平面所需的局部麻醉药个体差异也较大。
- 骶管内含有丰富的静脉丛。因回抽无血液并不能完全排除血管内穿刺的可能，因此，需要先注入试验量的药物，观察患者有无异常麻醉药中毒现象。无异常后再继续注入药物。X线造影术仍为判断有无血管内注射的有效方法。
- 应首先回抽以确认是否有脑脊液或血液。如抽吸出脑脊液或血液，应调整穿刺针的位置，再重复抽吸试验。抽吸试验阴性后可注射局部麻醉

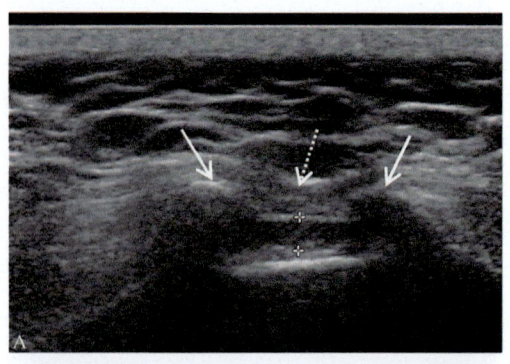
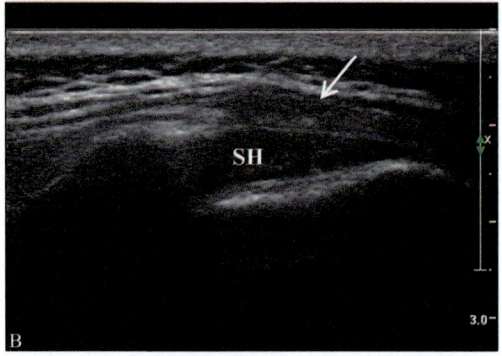

图 4-25 超声显示骶裂管

A.横切面（标尺），其两侧为强回声的骶角（实箭头），浅侧为骶尾韧带（虚箭头）；B.超声显示骶裂管（SH）纵切面，其浅侧为骶尾韧带（箭）

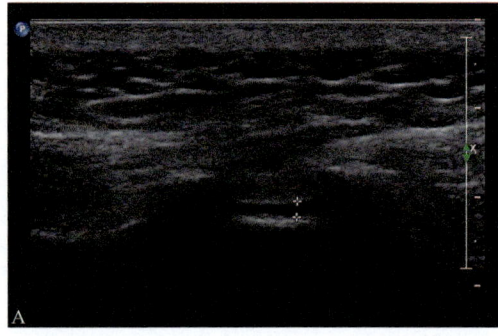

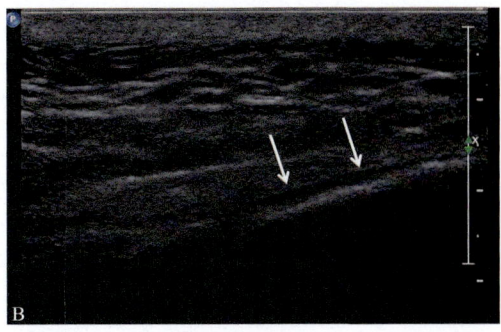

▲ 图4-26 超声显示骶裂管

A.超声显示骶裂管横切面（标尺），其前后径较窄，仅为1.8mm；B.超声显示骶裂管纵切面（箭），其前后径较窄

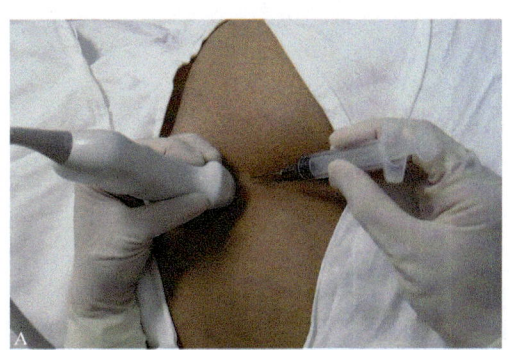

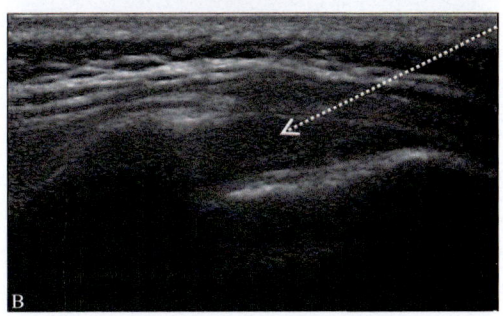

▲ 图4-27 超声引导骶管硬膜外阻滞

A.治疗图；B.超声引导穿刺针刺入骶裂管内，虚箭头显示为进针路径

药,以0.5ml递增。注射过程中和操作结束时应仔细观察有无局部麻醉药中毒征象或蛛网膜下腔麻醉征象。
- 局部感染和化脓是该技术的绝对禁忌证。藏毛窦囊肿和硬膜囊及其内容物的先天异常是相对禁忌证。
- 骶骨解剖存在变异,包括骶裂孔狭窄或闭合,其发生率为3%~6%。超声检查可明确骶裂孔有无狭窄或闭合。
- 神经根炎症的常见部位在腰骶关节附近,骶管距此较远,因此,注入药液剂量需足够大(至少10ml),使其能够扩散到腰骶关节平面。

九、骶髂关节注射治疗

【适应证】

1. 明确疼痛来源是否为骶髂关节　临床上多数骶髂关节激发试验并不能特异诊断骶髂关节疼痛,而影像学检查亦不能可靠地诊断骶髂关节疼痛。骶髂关节注射目前为诊断骶髂关节疼痛的金标准。

2. 治疗骶髂关节炎、骶髂关节损伤　常规非手术治疗后如效果不显著,可应用骶髂关节注射。

【局部解剖与病理】　骶髂关节由骶骨和髂骨相关节构成,为微动关节。骶骨和髂骨之间主要为致密的纤维软骨性连接,真性关节腔仅局限于骶髂连接的前面部分,只有一小部分的滑膜关节腔扩展到骶髂关节对合处的后下方,此为骶髂关节腔注射的注射点。骶髂关节承受整个躯干的重量,从而易于劳损和发生关节炎。随着年龄的增长,骶髂关节滑膜间隙可逐渐狭窄、纤维化而致关节强直。骶髂关节后部主要由L_4至S_2神经的外侧支所支配,并有S_3和臀上神经分支的加入;前部的神经支配来自L_2至S_2神经。

【治疗操作】　患者俯卧位,腹部垫一软枕以减轻腰椎前凸。应用低频凸阵超声探头。探头首先横切放置在骶骨下部的骶裂管处,向外侧移动探头直至显示骶骨外缘。继而,沿骶骨外缘向上移动探头直至显示髂骨。位于骶骨外缘和髂骨内侧缘之间的裂隙即为骶髂关节(图4-28)。穿刺采取长轴切面方法,进针方向自探头内侧向外侧,直至显示针尖位于骶髂关节腔内(图4-29)。

另外一个方法为:首先探头横切放置在一侧腰骶部,显示外侧的髂后上棘和内侧的第5腰椎棘突，探头保持横切向下移动，直至显示骶骨的第2骶后孔，此切面从内向外可依次显示骶骨正中嵴、第2骶后孔、骶髂关节、髂骨。

• 骶髂关节的关节腔本身容量有限（＜2ml），因此注射剂量不宜过大。

• 对于老年患者和严重骨关节炎患者，有时很难穿刺入关节腔，对这些患者只能采取关节周围浸润注射。

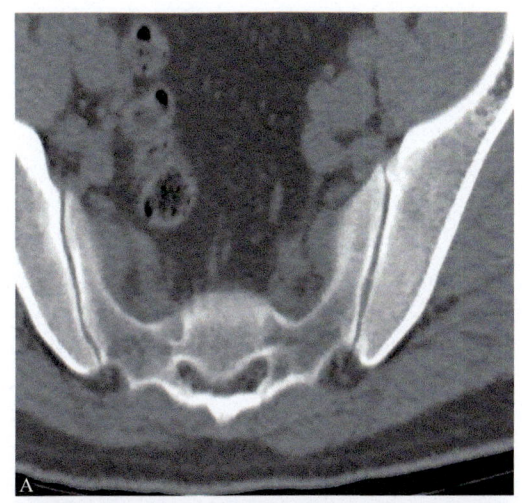

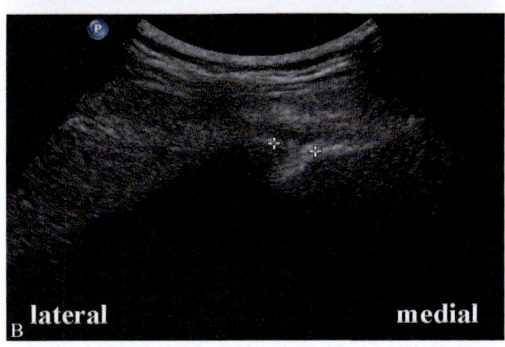

▲ 图4-28 CT（图A）和超声（图B）显示骶髂关节（标尺）

lateral.外侧；medial.内侧

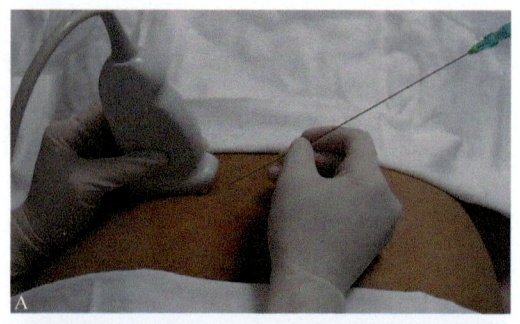
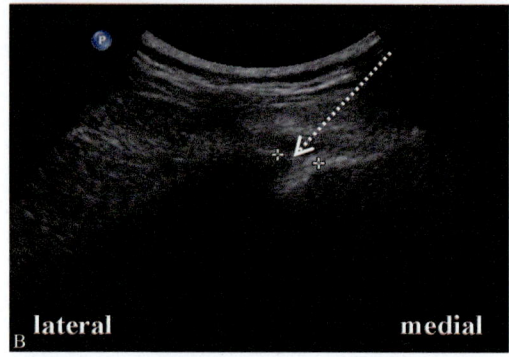

图 4-29 超声引导骶髂关节穿刺注射治疗

A.治疗图；B.超声引导穿刺针自内向外刺入骶髂关节腔内，虚箭为进针路径；lateral.外侧；medial.内侧